牙体解剖图谱

Atlas of Dental Anatomy

主　编　段坤昌　段维轶　王振宇

副主编　富长海　邵　博　朱小兵　黄诗雅

编　委（按姓氏笔画排序）

马俊涛　王　帅　王　君　王　洋

王振宇　尹光浩　朱小兵　刘一昊

刘秀春　齐亚力　许　强　李　魏

狄丽莎　邵　博　段坤昌　段维轶

侯　林　黄诗雅　富长海

人民卫生出版社

·北　京·

图书在版编目（CIP）数据

牙体解剖图谱 / 段坤昌，段维轶，王振宇主编 . —
北京：人民卫生出版社，2024.1
ISBN 978-7-117-34199-8

Ⅰ. ①牙⋯　Ⅱ. ①段⋯②段⋯③王⋯　Ⅲ. ①牙体 —
人体解剖学 —图谱　Ⅳ. ①R322.4-64

中国版本图书馆 CIP 数据核字（2022）第 241690 号

人卫智网	www.ipmph.com	医学教育、学术、考试、健康，购书智慧智能综合服务平台
人卫官网	www.pmph.com	人卫官方资讯发布平台

牙体解剖图谱
Yati Jiepou Tupu

主　　编：段坤昌　段维轶　王振宇
出版发行：人民卫生出版社（中继线 010-59780011）
地　　址：北京市朝阳区潘家园南里 19 号
邮　　编：100021
E‐mail：pmph @ pmph.com
购书热线：010-59787592　010-59787584　010-65264830
印　　刷：北京盛通印刷股份有限公司
经　　销：新华书店
开　　本：787×1092　1/16　印张：15
字　　数：365 千字
版　　次：2024 年 1 月第 1 版
印　　次：2024 年 2 月第 1 次印刷
标准书号：ISBN 978-7-117-34199-8
定　　价：188.00 元

打击盗版举报电话：**010-59787491**　　E-mail：WQ @ pmph.com
质量问题联系电话：**010-59787234**　　E-mail：zhiliang @ pmph.com
数字融合服务电话：**4001118166**　　E-mail：zengzhi @ pmph.com

前　言

　　《牙体解剖图谱》,顾名思义,就是把人体的恒牙、乳牙、牙髓腔、牙齿畸形、牙齿变异及与牙齿相关的一些器官的图像信息展现于读者面前,期望在教学和医疗实践中有助于牙齿疾病的预防、诊断和治疗,俾使更多的牙病患者得到康复。为此,内容必须翔实、准确、联系实际;图像必须清晰、真实、鲜明易懂,这正是本图谱所遵循的编著原则。

　　全书具有以下5个特点:

　　第一,在资料掇拾整理过程中,始终坚持以真实的形态、典型的结构为基础,以适用于口腔医学教学为重点,对口腔颌面部的各器官从巨视解剖和微视解剖的正常形态结构与临床有关的变异、畸形、病理改变和临床应用等方面进行了较为系统而全面的展示,并对牙体的基础理论和一些临床应用的测量数据作了描述和介绍,力求做到基础与临床相结合,达到基础理论服务于临床的目的。

　　第二,全书以图为主轴,串联全书的内容。作者在解剖学教学和科研中,遵循《口腔解剖生理学》的教学大纲,制作和收集了500余件形态正常、结构清晰、内容翔实的牙体、牙髓、牙弓、咬合、牙槽骨及口腔颌面部局部解剖实物标本。并对成年人的32颗恒牙和儿童的20颗乳牙的近中面、远中面、唇面(颊面)、舌面、𬌗面(切缘)和根面进行拍摄,采集每个牙体各个面特有的形态结构、特有的测量数据和特有的解剖标志。采用词条形式的文字来说明一个结构、一幅图或一组图。图文并茂,言简意赅,不可或缺,以方便读者的参阅。

　　第三,积累一些与临床有关的变异、畸形、病理改变及错综复杂的牙体微小结构的珍贵实物标本图像,便于鉴别和查考。

　　第四,书中收集了较多已公开发表的国人牙体解剖学体质调查数据和资料,反映出中国人的体质特征,以便更好地适用于中国人的临床应用。

　　第五,编著过程中我们尽量选用与教材中线条插图一致的实物标本图像,并对诸多图像中的同一结构在不同牙体上,根据牙体的位置、形态、大小、毗邻关系的变化,反复标注了一些重复的结构名词,目的是便于学生在牙体解剖学的学习中,能够达到熟记各牙体形态结构的认知目的。

　　本书共采集典型的实物标本彩色图像750余幅。按牙体解剖的标志、恒牙与牙髓腔的形态、乳牙与牙髓腔的形态、牙列与𬌗、咬合、上颌骨牙槽突与牙齿、下颌骨牙槽突与牙齿和口腔颌面部局部解剖的内容编排了 8 个章节,编著了这本《牙体解剖实物图谱》,可供大、中、小型医院的口腔医师、基层社区牙科诊所的医务工作者和医学院校口腔医学系的学生阅读。

　　但是,由于我们的经验不足,理论水平较低及条件所限,书中一定存在诸多欠妥和不足之处,甚至错误,我们诚恳地期望广大读者和专家给予批评,以便得到改进和提高。

段坤昌　段维轶　王振宇

2023年10月8日

目 录

CONTENTS

第二章　恒牙与牙髓腔的形态 ································ 39
Shapes of permanent teeth and dental pulp cavity

第三章　乳牙与牙髓腔的形态 ·· 119
Shapes of deciduous teeth and dental pulp cavity

第四章 牙列与殆 ··· 141
Dentition and occlusion

第六章　上颌骨牙槽突与牙齿 ··· 175
Alveolar process and teeth of maxilla

第七章　下颌骨牙槽突与牙齿
Alveolar process and teeth of mandible

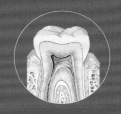

第一章
口腔颌面部的标志

Marker of oral cavity and maxillofacial region

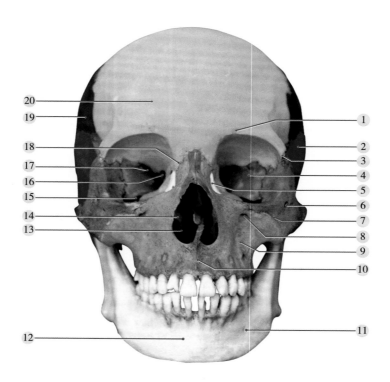

图 1	颅的概观（前面观）General view of skull. Anterior view

1. 眶上孔 Supraorbital foramen
2. 颞骨 Temporal bone
3. 额颧缝 Frontozygomatic suture
4. 蝶骨大翼眶面 Orbital surface of greet wing of sphenoid bone
5. 泪骨 Lacrimal bone
6. 颧骨 Zygomatic bone
7. 颧上颌缝 Zygomaticomaxillary suture
8. 眶下孔 Infraorbital foramen
9. 上颌骨 Maxilla
10. 上颌间缝 Intermaxillary suture
11. 颏孔 Mental foramen
12. 下颌骨 Mandible
13. 鼻腔 Nasal cavity
14. 下鼻甲 Inferior nasal concha
15. 眶下裂 Inferior orbital fissure
16. 视神经管 Optic canal
17. 眶上裂 Superior orbital fissure
18. 额上颌缝 Frontomaxillary suture
19. 顶骨 Parietal bone
20. 额骨 Frontal bone

【1】颅骨：由 23 块骨借结缔组织或软骨彼此牢固结合而成。有保护脑髓及感觉器的作用，也参与构成消化道和呼吸道的起始部。

【2】脑颅：由 8 块骨构成，其间围成一腔，称为颅腔，容纳脑及感觉器官等重要器官。

【3】面骨：有 15 块，共同围成口腔，并与脑颅构成两眶腔及鼻腔。

【4】骨性口腔：下颌骨以颞下颌关节与颞骨连结，与上颌骨、腭骨形成骨性口腔。舌骨位于舌底，形似弯弓，以韧带和肌肉与其他颅骨相连。

【5】外鼻骨性支架：由左右鼻骨、左右上颌骨额突及额骨鼻部构成。

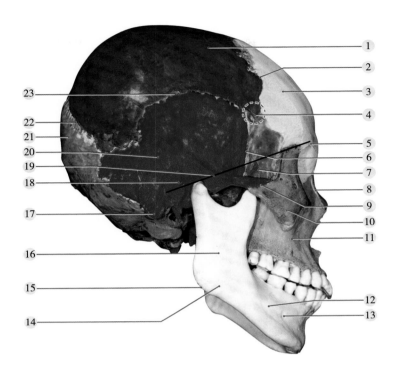

图2　颅的概观（侧面观）General view of skull. Lateral view

1. 顶骨 Parietal bone
2. 冠状缝 Coronal suture
3. 额骨 Frontal bone
4. 翼点 Pterion
5. 眶上缘 Supraorbital margin
6. 蝶鳞缝 Sphenosquamosal suture
7. 蝶骨大翼 Greater wing of sphenoid bone
8. 鼻骨 Nasal bone
9. 颞颧缝 Temporozygomatic suture
10. 颧骨 Zygomatic bone
11. 上颌骨 Maxilla
12. 下颌体 Body of mandible
13. 颏孔 Mental foramen
14. 咬肌粗隆 Masseteric tuberosity
15. 下颌角 Angle of mandible
16. 下颌支 Ramus of mandible
17. 乳突 Mastoid process
18. 外耳门下缘 Inferior border of external acoustic pore
19. 分界线 Border line
20. 颞骨 Temporal bone
21. 枕骨 Occipital bone
22. 人字缝 Lambdoid suture
23. 鳞顶缝 Squamosoparietal suture

【1】脑颅骨与面颅骨分界线：外耳门下缘至眶上缘的连线。

【2】颅顶与颅底分界线：为枕外隆凸、外耳门上缘、眶上缘至前正中的环线。

【3】翼点：额骨、顶骨、颞骨和蝶骨的相连处，称为翼点或翼区。此区骨质薄弱，内面有脑膜中动脉前支经过，骨折时，易损伤上述动脉。

【4】翼区骨缝的类型可分四型。①蝶顶缝型：蝶骨大翼的上缘和顶骨的前下角相邻，形成蝶顶缝，而颞骨和额骨则相互分离。此型占76.5%~79.5%。②颞额突型：颞骨向前伸出一

突起,与额骨相连,形成颞额缝。此型占 1.5%~2.46%。③ "K" 字型:顶骨、蝶骨、额骨、颞骨四骨连接成 "K" 字型或 "X" 字型骨缝。此型占 0.35%~1.5%。④翼上骨型:有时在额骨、顶骨、颞骨和蝶骨四骨相连的翼点处出现 1 至多个小骨块。

【5】翼上骨:翼区骨缝常出现 1~3 个小骨块或更多,该小骨块称为翼上骨,出现率为 10.17%~31.2%。

【6】在临床行头部 CT 影像学诊断时,翼区骨缝的变化和翼上骨的出现应给予足够注意,避免将翼区的骨缝和翼上骨误诊为骨折。

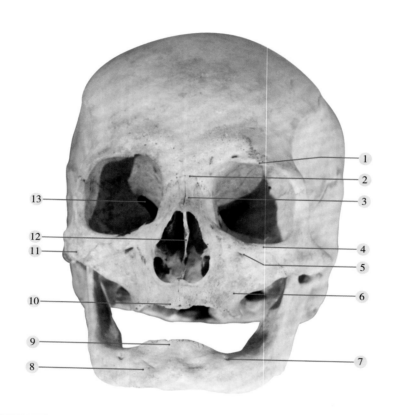

图3　老年颅的概观(前面观)General view of old skull. Anterior view

1. 眶上缘 Supraorbital margin
2. 额鼻缝 Frontonasal suture
3. 鼻骨 Nasal bone
4. 眶下缘 Infraorbital margin
5. 眶下孔 Infraorbital foramen
6. 上颌骨 Maxilla
7. 颏孔 Mental foramen
8. 下颌骨 Mandible
9. 下颌骨牙槽突 Alveolar process of mandible
10. 上颌骨牙槽突 Alveolar process of maxilla
11. 颧骨 Zygomatic bone
12. 鼻中隔 Nasal septum
13. 眶上裂 Superior orbital fissure

　　老年人的面部形态变化,多是由于牙列缺失后,牙槽突因缺少生理性刺激使缺失牙齿的牙槽骨不断萎缩吸收。上下颌牙槽突尚有的一些解剖结构、解剖位置逐渐发生变化,牙槽窝消失,牙槽突被吸收降低了其高度。上颌骨的眶下孔位置下移,下颌骨的颏孔上移,两孔与上下颌骨的牙槽缘接近。闭颌状态时,颌面部失去原有的形态。

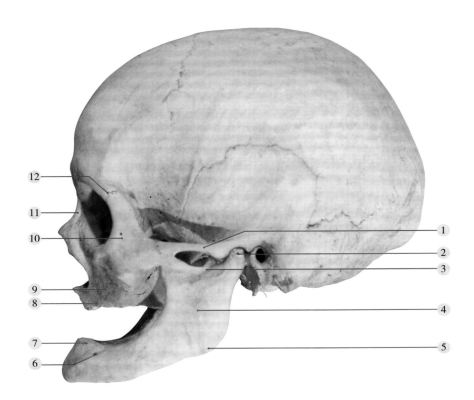

图 4　老年颅的概观(侧面观) General view of old skull. Lateral view

1. 颧弓 Zygomatic arch
2. 下颌头 Head of mandible
3. 下颌切迹 Mandibular notch
4. 下颌支 Ramus of mandible
5. 下颌角 Angle of mandible
6. 颏孔 Mental foramen
7. 下颌骨牙槽突 Alveolar process of mandible
8. 上颌骨牙槽突 Alveolar process of maxilla
9. 上颌骨 Maxilla
10. 颧骨 Zygomatic bone
11. 鼻骨 Nasal bone
12. 额颧缝 Frontozygomatic suture

1

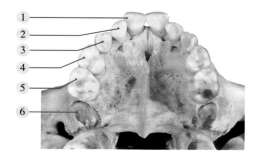
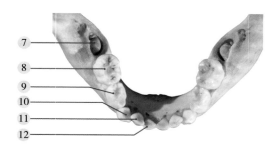

图 5
乳牙的分类与命名 Name and grouping of deciduous teeth

1. 上颌乳中切牙 Deciduous central incisor of maxilla
2. 上颌乳侧切牙 Deciduous lateral incisor of maxilla
3. 上颌乳尖牙 Canine deciduous tooth of maxilla
4. 上颌第一乳磨牙 1st deciduous molar of maxilla
5. 上颌第二乳磨牙 2nd deciduous molar of maxilla
6. 上颌第一恒磨牙胚 Permanent dental germ of 1st molar of maxilla
7. 下颌第一恒磨牙胚 Permanent dental germ of 1st molar of mandible

8. 下颌第二乳磨牙 2nd deciduous molar of mandible
9. 下颌第一乳磨牙 1st deciduous molar of mandible
10. 下颌乳尖牙 Canine deciduous tooth of mandible
11. 下颌乳侧切牙 Deciduous lateral incisor of mandible
12. 下颌乳中切牙 Deciduous central incisor of mandible

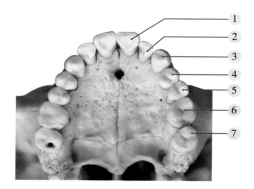
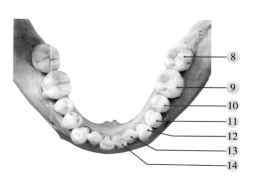

图 6   恒牙分类与命名 Name and grouping of permanent teeth

1. 上颌中切牙 Central incisor of maxilla
2. 上颌侧切牙 Lateral incisor of maxilla
3. 上颌尖牙 Canine tooth of maxilla
4. 上颌第一前磨牙 1st premolar of maxilla
5. 上颌第二前磨牙 2nd premolar of maxilla
6. 上颌第一磨牙 1st molar of maxilla
7. 上颌第二磨牙 2nd molar of maxilla

8. 下颌第二磨牙 2nd molar of mandible
9. 下颌第一磨牙 1st molar of mandible
10. 下颌第二前磨牙 2nd premolar of mandible
11. 下颌第一前磨牙 1st premolar of mandible
12. 下颌尖牙 Canine tooth of mandible
13. 下颌侧切牙 Lateral incisor of mandible
14. 下颌中切牙 Central incisor of mandible

【1】人的一生有两副牙齿,第一副为乳牙,第二副为恒牙。乳牙共 20 颗,恒牙共 28~32 颗。

【2】根据牙齿在口腔存在的时间长短来区分乳牙和恒牙。通常是 12 岁以前萌出的牙齿称为乳牙。12 岁以后萌出的牙齿称为恒牙。

【3】根据牙的形态和功能区分牙齿。乳牙分为乳切牙、乳尖牙和乳磨牙三类。恒牙分为切牙、尖牙、前磨牙和磨牙四类。

【4】前牙:切牙、尖牙位于口角之前,故称为前牙。

【5】后牙:前磨牙和磨牙位于口角之后,故称为后牙。

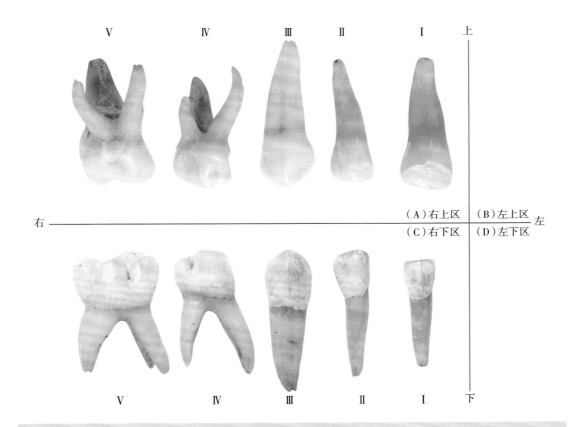

| 图7 | 乳牙的名称和符号 Name and denotation of deciduous teeth |

Ⅰ　乳中切牙 Deciduous central incisor	Ⅳ　第一乳磨牙 1st deciduous molar
Ⅱ　乳侧切牙 Deciduous lateral incisor	Ⅴ　第二乳磨牙 2nd deciduous molar
Ⅲ　乳尖牙 Canine deciduous teeth	

【1】乳牙牙位用罗马字 Ⅰ Ⅱ Ⅲ Ⅳ Ⅴ 表示。如 V̲ 表示左上颌第二乳磨牙。V̲ 表示右上颌第二磨牙。

【2】常用的记录法是以两条相互垂直的直线将牙弓分为 A、B、C、D 四个象限,竖线区分左右侧牙,横线区分上下颌牙。

1

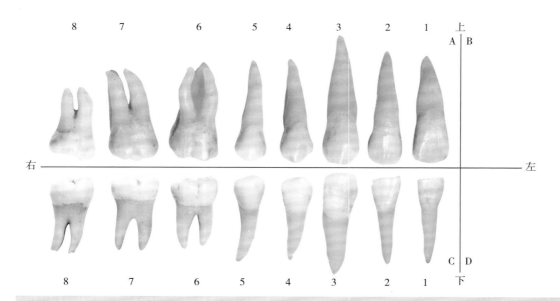

	图8	恒牙的名称和符号 Name and denotation of permanent teeth

1. 中切牙 Central incisor
2. 侧切牙 Lateral incisor
3. 尖牙 Canine tooth
4. 第一前磨牙 1st premolar

5. 第二前磨牙 2nd premolar
6. 第一磨牙 1st molar
7. 第二磨牙 2nd molar
8. 第三磨牙 3rd molar

恒牙牙位用阿拉伯数字 1 2 3 4 5 6 7 8 表示。如 6 表示左上颌第一磨牙。

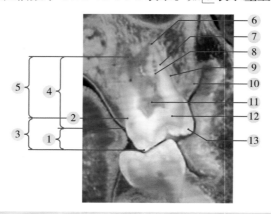

	图9	牙的组成部分 Ingredient of tooth

1. 临床牙冠 Clinical crown
2. 牙颈 Dental neck
3. 解剖牙冠 Anatomical crown
4. 临床牙根 Clinical root
5. 解剖牙根 Anatomical root
6. 牙根尖 Root apex
7. 牙根 Root of tooth

8. 根管 Root canal
9. 牙骨质 Cementum
10. 牙龈 Gum
11. 牙髓 Dental pulp
12. 牙本质 Dentin
13. 牙釉质 Enamel

【1】牙体:分为牙冠、牙颈、牙根三部分。

【2】牙冠:有解剖牙冠和临床牙冠两种划分法。

【3】解剖牙冠:是牙釉质覆盖的部分,牙冠与牙根以牙颈为界。

【4】临床牙冠:为牙齿露出口腔的部分,是牙龈缘以上部分,牙冠与牙根以牙龈缘为界。

【5】牙颈:是指牙釉质与牙根牙骨质移行处,呈线形部位称牙颈,又称颈缘或颈线。

【6】牙根:有解剖牙根和临床牙根两种划分法。

【7】解剖牙根:是牙骨质覆盖的部分,牙根与牙冠以牙颈为界。

【8】临床牙根:是牙体在口腔内不能见到的部分,牙根与牙冠以牙龈缘为界。

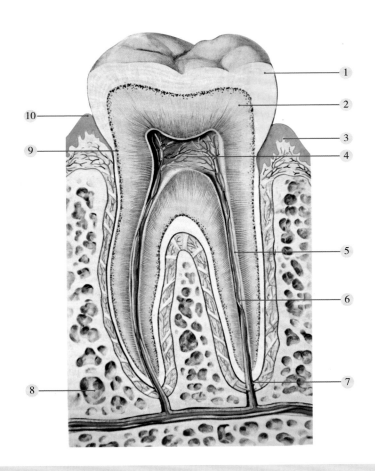

图 10　牙的构造示意图 Diagram of structure of tooth

1. 牙釉质 Enamel
2. 牙本质 Dentin
3. 牙龈 Gum
4. 牙髓 Dental pulp
5. 牙髓神经 Nerves of dental pulp
6. 牙髓血管 Vessels of dental pulp
7. 根尖孔 Apical foramen
8. 下颌骨 Mandible
9. 牙颈 Dental neck
10. 龈缘 Gingival margin

【1】牙体：由三种硬组织和一种软组织组成，硬组织为牙釉质、牙骨质、牙本质，软组织为牙髓。

【2】牙釉质：是牙体组织中高度钙化的最硬的组织，是包裹在牙冠外面 2~2.5mm 厚的白色半透明状，不能再生，不能自行修复的组织。主要由 96% 的羟基磷灰、3.5% 的水和 1.5% 的有机物构成。其在恒牙的分布比乳牙多，浅表比深处多，牙缘或殆面处比牙颈部多。

【3】牙骨质：是构成牙根表面的一层硬组织，呈黄色。

【4】牙本质：是构成牙体的主要成分，位于牙釉质和牙骨质内层，其牙本质内有一髓腔。

【5】牙髓：是充满髓腔中的蜂窝组织，内含血管、神经和淋巴管。其主要功能是形成牙本质，同时具有营养、感觉、防御、修复功能。

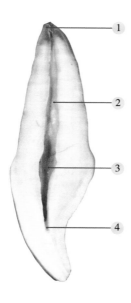

上颌切牙髓腔 Dental pulp cavity of
incisor of maxilla

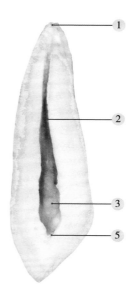

上颌尖牙髓腔 Dental pulp cavity of canine
tooth of maxilla

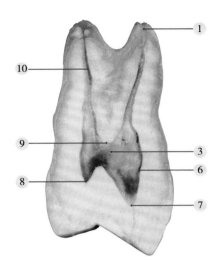

上颌第一前磨牙髓腔 Dental pulp cavity
of 1st premolar of maxilla

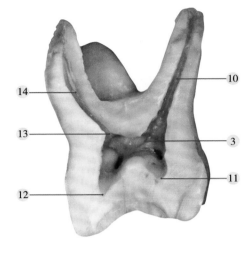

上颌第一磨牙髓腔 Dental pulp cavity of 1st
molar of maxilla

图 11　牙髓腔的示意图 Diagram of dental pulp cavity

1. 根尖 Root tip
2. 根管 Root canal
3. 髓腔 Pulp cavity
4. 髓室顶 Roof of pulp chamber
5. 髓角 Pulp horn
6. 髓室壁 Wall of pulp chamber
7. 颊髓角 Buccal pulp horn

8. 舌髓角 Lingual pulp horn
9. 髓室底 Floor of pulp chamber
10. 舌侧根管 Lingual root canal
11. 远舌髓角 Distal lingual pulp horn
12. 远颊髓角 Distal buccal pulp horn
13. 根管口 Root canal orifice
14. 远颊根管 Distal buccal root canal

　　牙髓腔简称髓腔,位于牙体中部,被坚硬的牙本质包被,髓腔的形状与牙体外形基本相似,髓腔内充满牙髓。

1

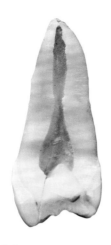

单管型 Single canal type

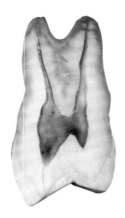

双管型 Bicanal type

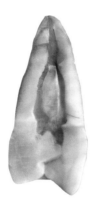

单双管型 Single bicanal type

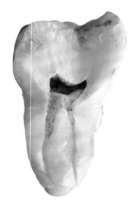

双根三管型 Double roots, tricanal type

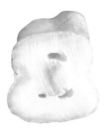

三管型 Tricanal type

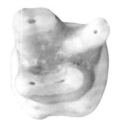

四管型 Four canal type

图 12　根管的分型示意图 Diagram of grouping of root canal

【1】根管为位于牙根内的大部分髓腔。每个牙的牙冠及牙根颈部内仅有 1 个髓室,而每个牙根内不一定有一个根管。通常一个较圆的牙根内有 1 个根管,但一个较扁的根内,可能有 1~2 个根管或 1~2 个根管的混合形式,偶见一个牙根内有 3 个根管。

【2】Vertucci 将恒牙根管形态分为八型。国内学者将恒牙根管形态分为单管型、双管型、单双管型和三管型。

【3】单管型:从髓室延伸至根尖孔为单一根管,由一个根尖孔通出牙体。

【4】双管型:从髓室延伸至根尖孔为 2 个分开的根管,由 2 个根尖孔通出牙体外。

【5】单双管型:由 1 个根管离开髓室,再分为 2 个根管;或 2 个根管离开髓室,再合成 1 个管,而又分为 2 个管,最后由 1 个或 2 个根尖孔通出牙体外。

【6】三管型:1~3 个根管离开髓室,形成 3 个根管,由 3 个根尖孔通出牙体外,或其中 2 个管先合成 1 个管,再以 2 个根管分别开口于根尖,或 3 个根管至根尖合成 1 个孔。

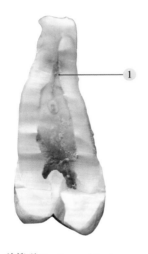

单管型 Single canal type

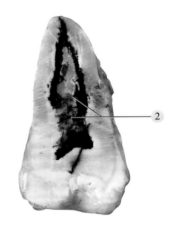

管间吻合 Intercanal anastomoses

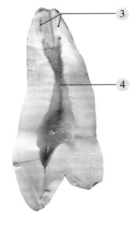

根尖分歧 Apical ramification

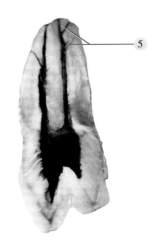

根管侧支 Lateral branch of root canal

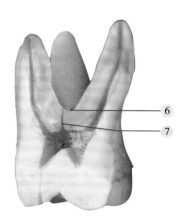

副根管 Accessory root canal

图 13 根管与根尖孔变异示意图 Diagram of variation of root canal and apical foramen

1. 单管型 Single canal type
2. 管间吻合 Intercanal anastomoses
3. 根尖分叉 Apical furcation
4. 根管 Root canal
5. 根管侧支 Lateral branch of root canal
6. 根分叉 Root bifurcation
7. 副根管 Accessory root canal

【1】管间吻合：为发至相邻根管间的交通支,可为 1~2 支呈水平、弧形或呈网状,多见双根型。

【2】根尖分支：为根管在根尖分出的细小分支,根管仍存在。根尖分歧多见于前磨牙和磨牙。

【3】根管侧支：发至根管的细小分支,贯穿牙本质、牙骨质,通向牙周膜。

【4】副根管：为发自髓室底至根分叉的管道,多见磨牙。

【5】根尖分叉：为根管与根尖部分散成 2 个或 2 个以上的细小分支,此时根管不复存在。

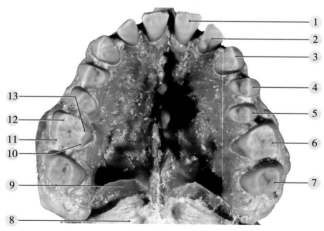

牙本质殆面的形态 Shape of occlusal surface of dentin

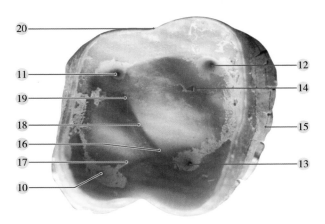

牙釉质内面的形态 Shape of internal surface of enamel

图 14　牙本质和牙釉质的形态 Shapes of dentin and enamel

1. 中切牙 Central incisor
2. 侧切牙 Lateral incisor
3. 尖牙 Canine tooth
4. 第一前磨牙 1st premolar
5. 第二前磨牙 2nd premolar
6. 第一磨牙 1st molar
7. 第二磨牙 2nd molar
8. 腭腱膜 Palatine aponeurosis
9. 腭骨水平板 Horizontal plate of palatine bone
10. 远中舌尖 Distal lingual cusp
11. 远中颊尖 Distal buccal cusp
12. 近中颊尖 Mesial buccal cusp
13. 近中舌尖 Mesial lingual cusp
14. 近中颊尖三角嵴压迹 Impression of mesial buccal cusp triangular ridge
15. 近中颈缘 Mesial cervical margin
16. 近中舌尖三角嵴压迹 Impression of mesial lingual cusp triangular ridge
17. 远中舌尖三角嵴压迹 Impression of distal lingual cusp triangular ridge
18. 斜嵴压迹 Impression of oblique ridge
19. 远中颊尖三角嵴压迹 Impression of distal buccal cusp triangular ridge
20. 颊沟 Buccal groove

【1】去掉上颌恒牙牙冠表面的牙釉质,示上颌各牙牙本质𬌗面的形态,可见各牙牙本质𬌗面的切嵴、牙尖、牙尖嵴、三角嵴、横嵴、沟、窝等结构,均与牙釉质𬌗面结构相似,位置相对应。

【2】去掉上颌恒牙牙本质,见磨牙牙釉质内面的牙尖、斜嵴、三角嵴、沟的凹凸压迹,与牙本质𬌗面的凸凹结构呈榫卯式镶嵌的形式。

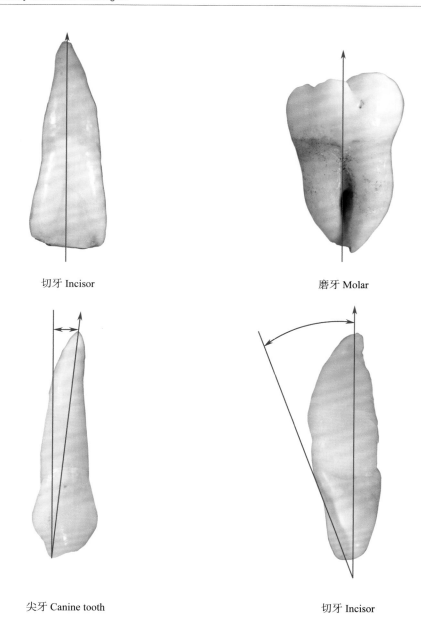

切牙 Incisor   磨牙 Molar

尖牙 Canine tooth   切牙 Incisor

图 15 牙体长轴 Long axis of tooth

　　牙体长轴：经过牙体（牙冠与牙根）中心的一条假想直线。

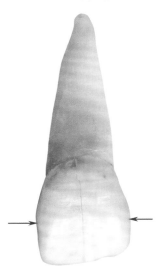

切牙唇面 Incisor labial surface

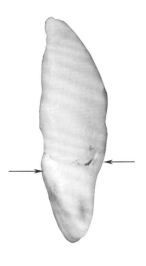

切牙邻面 Incisor proximal surface

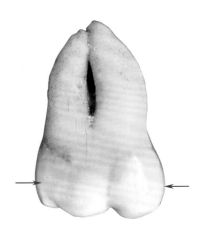

磨牙颊面 Molar buccal surface

图 16　牙体外形高点 Height of contour of tooth

　　外形高点：牙冠各轴面上的最突出部分。箭头所示部位为外形高点。

1

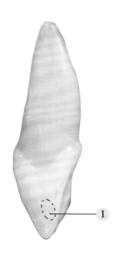 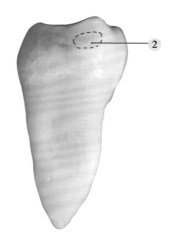

切牙邻面 Incisor proximal surface　　　　　磨牙邻面 Molar proximal surface

图 17　牙邻面接触区部位 Site of contact area of proximal surface of tooth

1. 前牙接触区 Contact area of anterior tooth　　2. 后牙接触区 Contact area of posterior tooth

接触区：相邻两牙邻面的接触部位，称接触区、邻接区或邻接点。

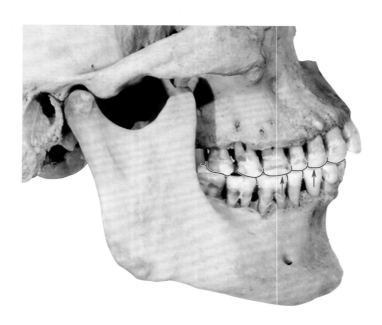

图 18　牙邻面及𬌗面接触区部位 Site of occlusal contact area and proximal surface of tooth

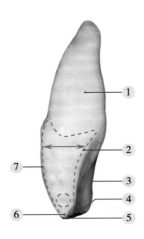

切牙线角 Incisor line angle

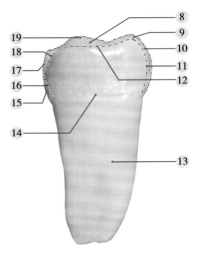

磨牙线角 Molar line angle

图 19 牙冠的线角 Line angle of dental crown

1. 近中面 Mesial surface
2. 近舌线角 Mesial lingual line angle
3. 远舌线角 Distal lingual line angle
4. 舌切线角 Lingual incise line angle
5. 唇切线角 Labial incise line angle
6. 近切线角 Mesial incise line angle
7. 近唇线角 Mesial labial line angle
8. 殆面 Occlusal surface
9. 舌殆线角 Lingual occlusion line angle
10. 远舌线角 Distal lingual line angle
11. 近舌线角 Mesial lingual line angle
12. 近殆线角 Mesial occlusion line angle
13. 近中根 Mesial root
14. 近中面 Mesial surface
15. 颊面 Buccal surface
16. 近颊线角 Mesial buccal line angle
17. 远颊线角 Distal buccal line angle
18. 颊殆线角 Buccal occlusion line angle
19. 远殆线角 Distal occlusion line angle

　　线角:牙冠上两个面相交处形成一线,在该线上所成的角称线角。如近唇线角,是前牙的近中面和唇面相交形成的夹角,此角称近唇线角;后牙的远中面与舌面的交角称远舌线角。

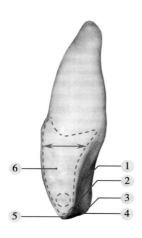

切牙点角 Incisor point angle

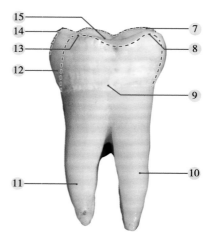

磨牙点角 Molar point angle

图 20 牙冠的点角 Point angle of dental crown

1. 舌面 Lingual surface
2. 近舌切点角 Mesial lingual incise point angle
3. 远舌切点角 Distal lingual incise point angle
4. 远唇切点角 Distal labial incise point angle
5. 近唇切点角 Mesial labial incise point angle
6. 近中面 Mesial surface
7. 近舌𬗋点角 Mesial lingual occlusion point angle
8. 近颊𬗋点角 Mesial buccal occlusion point angle

9. 颊面 Buccal surface
10. 近中根 Mesial root
11. 远中根 Distal root
12. 远中面 Distal surface
13. 远颊𬗋点角 Distal buccal occlusion point angle
14. 远舌𬗋点角 Distal lingual occlusion point angle
15. 𬗋面 Occlusal surface

　　【1】点角：牙冠上三个相邻牙面相交处形成一点,在该点所成的角称为点角(牙冠三个面相交形成的夹角称点角)。

　　【2】近颊𬗋点角：如磨牙近中面、颊面与𬗋面相交(处)所成的角,称为近颊𬗋点角。

　　【3】远唇切点角：如前牙的远中面、唇面与切嵴相交(处)所成的角,称远唇切点角。

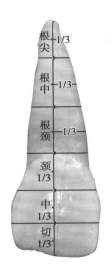

切牙唇面 Incisor labial surface

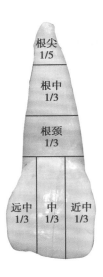

切牙唇面 Incisor labial surface

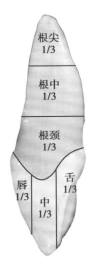

切牙邻面 Incisor proximal surface

图 21 切牙牙体三等分 Division into thirds of incisor teeth

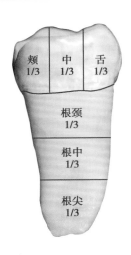

磨牙邻面 Molar proximal surface

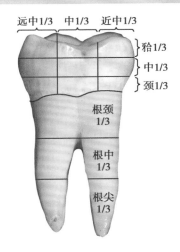

磨牙颊面 Molar buccal surface

图 22 磨牙牙体三等分 Division into thirds of molar

【1】牙体三等分：通常将牙的轴面在一个方向分为 3 等份，其中一份称为 1/3。

【2】在垂直方向牙冠分为切（𬌗）1/3、中 1/3、颈 1/3；牙根可分为颈 1/3、中 1/3、根尖 1/3。

【3】在近远中方向牙冠分为近中 1/3、中 1/3、远中 1/3。

【4】唇（颊）舌方向牙冠邻面则分为唇（颊）1/3、中 1/3 和舌 1/3。

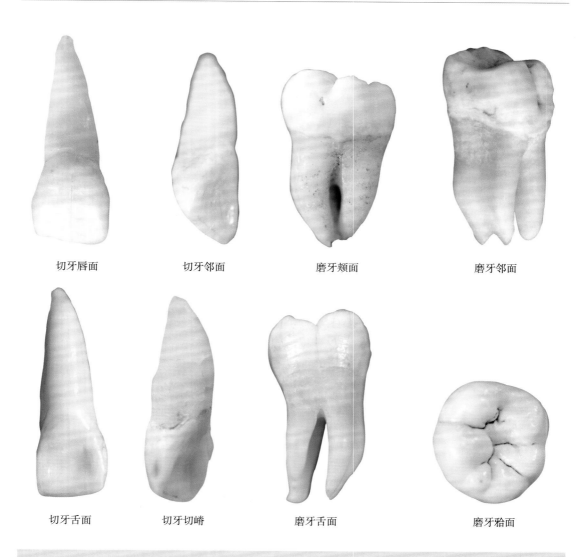

切牙唇面　　　切牙邻面　　　磨牙颊面　　　磨牙邻面

切牙舌面　　　切牙切嵴　　　磨牙舌面　　　磨牙𬌗面

图23　牙冠各面的名称 Name of each surfaces of dental crown

【1】牙体四个轴面：每个牙均有与牙体长轴大致平行的四个轴面，分别为唇（颊）面、舌面、近中面、远中面。

【2】每个牙均有一个与牙体长轴基本垂直的𬌗面或切嵴。

【3】唇面或颊面：前牙牙冠靠近唇黏膜的面称唇面；后牙牙冠靠近颊黏膜的面称颊面。

【4】舌面：牙冠靠近舌侧的称舌面。上颌牙冠接近腭侧又称腭面。

【5】近中面：牙冠朝向中线的牙面称近中面。

【6】远中面：牙冠背向中线的称远中面。

【7】𬌗面和切嵴：上下颌后牙对咬合接触的面，称𬌗面；前牙无𬌗面，切端的嵴称切嵴。

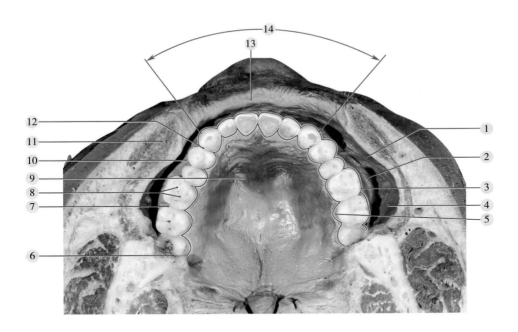

图 24 上颌牙冠的各面 Each surfaces of dental crown of maxilla

1. 口腔前庭 Oral vestibule
2. 前庭沟 Groove for oral vestibule
3. 颊面 Buccal surface
4. 颊黏膜 Buccal mucosa
5. 舌面 Lingual surface
6. 远中面 Distal surface
7. 近中面 Mesial surface
8. 殆面 Occlusal surface
9. 硬腭 Hard palate
10. 牙龈 Gum
11. 颊 Cheek
12. 接触区 Contact area
13. 上唇 Upper lip
14. 唇面 Labial surface

【1】口腔前庭腔隙：在下颌姿势位时，此腔隙经殆间隙与固有口腔广泛交通，而在牙尖交错位时，口腔前庭主要在其后部经翼下颌皱襞与最后磨牙远中面之间的间隙与固有口腔相通。临床颌间固定的患者，可经此间隙输入流体营养物质。

【2】口腔前庭沟：为口腔前庭的上下界。沟呈蹄铁形，为唇、颊黏膜移行于牙槽黏膜的沟槽。前庭沟黏膜下组织松软，是口腔局部麻醉常用的穿刺及手术切口部位。

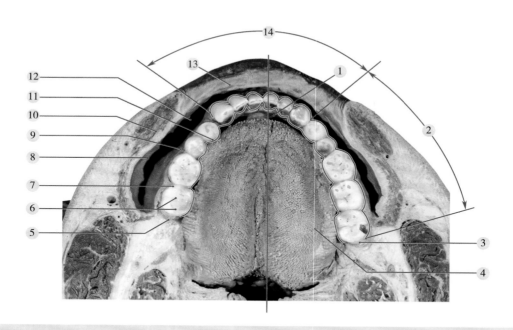

图25 下颌牙冠的各面 Each surfaces of dental crown of mandible

1. 固有口腔 Oral cavity proper
2. 颊面 Buccal surface
3. 远中面 Distal surface
4. 舌 Tongue
5. 磨牙三角 Molar triangle
6. 殆面 Occlusal surface
7. 近中面 Mesial surface
8. 颊黏膜 Buccal mucosa
9. 牙龈 Gum
10. 颊 Cheek
11. 舌面 Lingual surface
12. 口腔前庭 Oral vestibule
13. 唇 Lip
14. 唇面 Labial surface

　【1】口腔的界限：闭口时，位于口腔内的上下牙列处于咬合状态，上下牙列、牙龈及牙槽骨弓将口腔分为前后两部分。前外侧部称口腔前庭；后内侧部称固有口腔。

　【2】口腔前庭：位于唇、颊与上下牙列、牙龈、牙槽黏膜之间的间隙。

　【3】固有口腔：位于上下牙列、牙龈、牙槽黏膜之后的间隙。

　【4】唇面：包括中切牙、侧切牙和尖牙的前面。

　【5】颊面：包括第一、二前磨牙和第一、二、三磨牙的外侧面。

　【6】舌面：包括中切牙、侧切牙、尖牙、第一、二前磨牙和第一、二、三磨牙的内侧面。

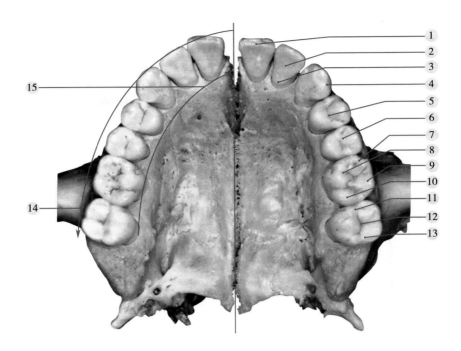

图 26　牙冠的表面标志 Surface marker of dental crown

1. 切嵴 Incisal ridge
2. 舌面窝 Lingual fossa
3. 舌面隆凸 Cingulum
4. 远中牙尖嵴 Distal cusp ridge
5. 横嵴 Transverse ridge
6. 殆面 Occlusal surface
7. 近中颊尖 Mesial buccal cusp
8. 近中舌尖 Mesial lingual cusp
9. 远中颊尖 Distal buccal cusp
10. 远中舌尖 Distal lingual cusp
11. 近中边缘嵴 Mesial marginal ridge
12. 中央点隙 Central pit
13. 远中边缘嵴 Distal marginal ridge
14. 远中方向 Distal direction
15. 近中方向 Mesial direction

【1】近中面：牙冠朝向中线的牙面称近中面。

【2】远中面：牙冠背朝向中线的牙面称远中面。每一个牙均有一个近中面和一个远中面。近远中面合称为邻面。

【3】近中方向：牙冠朝向中线的方向称为近中方向。

【4】远中方向：牙冠背朝向中线的方向称为远中方向。

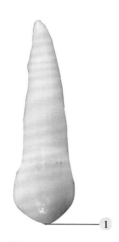

尖牙唇面 Labial surface of
canine tooth

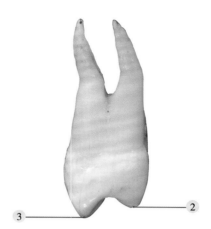

第一前磨牙邻面 Proximal
surface of 1st premolar

图27	牙尖 Dental cusp

1. 尖牙牙尖 Dental cusp of canine tooth   3. 颊尖 Buccal cusp
2. 舌尖 Lingual cusp

牙尖：牙冠上近似锥体形的隆起部称牙尖，位于尖牙的切端，前磨牙和磨牙的殆面。

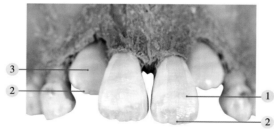

上颌 Maxilla

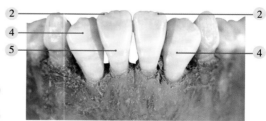

下颌 Mandible

图28	切缘结节 Mamelon

1. 上颌中切牙 Central incisor of maxilla   4. 下颌侧切牙 Lateral incisor of mandible
2. 切缘结节 Mamelon   5. 下颌中切牙 Central incisor of mandible
3. 上颌侧切牙 Lateral incisor of maxilla

切缘结节：初萌出切牙切缘上圆形的隆凸称切缘结节。切缘结节随着牙的切磨逐渐
消失。

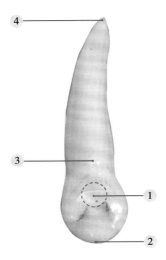

图 29	舌面隆凸 Cingulum

1. 舌面隆凸 Cingulum
2. 牙尖 Dental cusp
3. 颈缘 Cervical margin
4. 根尖 Root tip

【1】舌面隆凸：前牙舌面颈缘部的半月形隆起，称为舌面隆凸。该突起是前牙的解剖的特征之一。

【2】嵴：牙冠上细长形釉质隆起称嵴。根据嵴的位置、形态和方向，可分为切嵴、轴嵴、边缘嵴、三角嵴、牙尖嵴、横嵴、斜嵴和颈嵴。

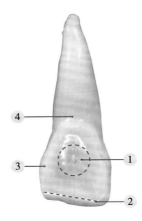

图 30	切嵴 Incisal ridge

1. 舌面窝 Lingual fossa
2. 切嵴 Incisal ridge
3. 边缘嵴 Marginal ridge
4. 颈缘 Cervical margin

切嵴：为切牙切缘舌侧的长条形釉质隆起，称切嵴。

27

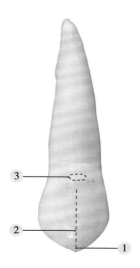
唇轴嵴 Labial axial ridge

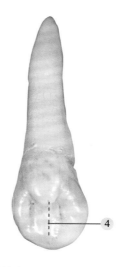
舌轴嵴 Lingual axial ridge

图 31　轴嵴和颈嵴 Axial ridge and cervical ridge

1. 牙尖 Dental cusp
2. 唇轴嵴 Labial axial ridge
3. 唇颈嵴 Labial cervical ridge
4. 舌轴嵴 Lingual axial ridge

【1】轴嵴：为轴面上从牙尖顶伸向牙颈的纵行隆起。

【2】唇轴嵴：位于尖牙唇侧面中部的一条从牙尖顶伸至颈 1/3 处的突起，此突起称为唇轴嵴。

【3】颊轴嵴：位于后牙颊侧面从近中颊尖和远中颊尖伸至颈 1/3 处的纵行突起，此突起称为颊轴嵴。

【4】舌轴嵴：位于尖牙牙尖至舌面隆凸有一条纵行嵴或后牙舌面的纵行隆嵴，称为舌轴嵴。

【5】颈嵴：牙冠的唇面、颊面沿颈缘部位稍隆起的细长形的牙釉质突起，称颈嵴。前牙为唇颈嵴，后牙为颊颈嵴。

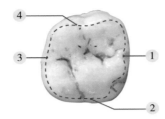

图 32 边缘嵴 Marginal ridge

1. 近殆边缘嵴 Mesial occlusion marginal ridge
2. 舌殆边缘嵴 Lingual occlusion marginal ridge
3. 远殆边缘嵴 Distal occlusion marginal ridge
4. 颊殆边缘嵴 Buccal occlusion marginal ridge

边缘嵴：为前牙舌面的近远中边缘及后牙殆面边缘的长条形牙釉质隆起，称为边缘嵴。

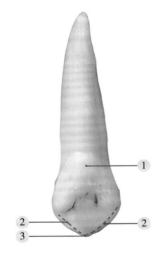

尖牙舌面 Lingual surface of canine tooth

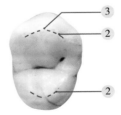

上颌第一前磨牙殆面 Occlusal surface of 1st
premolar of maxilla

图 33 牙尖嵴 Cusp ridge

1. 舌面隆凸 Cingulum
2. 牙尖嵴 Cusp ridge
3. 牙尖 Dental cusp

【1】牙尖嵴：从牙尖顶端分别斜向近远中的嵴，称为牙尖嵴。

【2】颊𬌗边缘嵴：后牙颊尖的近远中颊尖嵴组成颊𬌗边缘嵴。

【3】舌𬌗边缘嵴：后牙舌尖的近远中舌尖嵴组成舌𬌗边缘嵴。

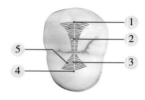

图 34　三角嵴 Triangular ridge

1. 颊尖 Buccal cusp
2. 颊尖三角嵴 Buccal cusp triangular ridge
3. 舌尖三角嵴 Lingual cusp triangular ridge
4. 舌尖 Lingual cusp
5. 舌尖远颊斜面 Distal buccal inclined of lingual cusp

三角嵴：为𬌗面牙尖两斜面汇合成的细长形牙釉质隆起。每条三角嵴均由近中、远中两斜面汇合成。

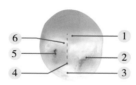

图 35　横嵴 Transverse ridge

1. 颊尖 Buccal cusp
2. 远中窝 Distal fossa
3. 舌尖 Lingual cusp
4. 横嵴 Transverse ridge
5. 近中窝 Mesial fossa
6. 三角嵴 Triangular ridge

横嵴：由𬌗面相对牙尖的两三角嵴相连，横过𬌗面的细长形牙釉质隆起称为横嵴，是下颌第一前磨牙𬌗面的重要解剖特征。

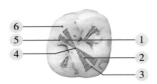

图 36　斜嵴 Oblique ridge

1. 远中颊尖三角嵴 Distal buccal cusp triangular ridge
2. 近中舌尖三角嵴 Mesial lingual cusp triangular ridge
3. 近中舌尖 Mesial lingual cusp
4. 斜嵴 Oblique ridge
5. 远中颊尖远舌斜面 Distal lingual inclined surface of distal buccal cusp
6. 远中颊尖 Distal buccal cusp

斜嵴：𬌗面斜形相对的两牙尖三角嵴相连，称斜嵴，为上颌第一磨牙重要的解剖特征。

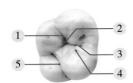

磨牙𬌗面 Occlusal surface of molar

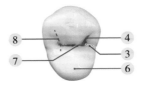

第一前磨牙𬌗面 Occlusal surface of 1st premolar

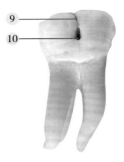

磨牙颊面 Buccal surface of molar

图 37　发育沟、点隙、副沟 Developmental groove、pit、supplemental groove

1. 颊沟 Buccal groove
2. 中央点隙 Center pit
3. 近中沟 Mesial groove
4. 副沟 Supplemental groove
5. 远中舌沟 Distal lingual groove
6. 舌尖 Lingual cusp
7. 中央沟 Central groove
8. 发育沟 Developmental groove
9. 颊沟 Buccal groove
10. 颊面点隙 Buccal surface pit

【1】沟：位于牙冠的轴面及𬌗面，介于牙尖和嵴之间。

【2】发育沟：为牙生长发育时，两生长叶相连所形成的明显浅沟。

【3】裂：钙化不全的沟称为裂，常为龋病的好发部位。

【4】副沟：除发育沟以外的任何沟都称为副沟，形态不规则。

【5】点隙：三条以上发育沟的汇合处所成的点状凹陷，称为点隙。该处牙釉质钙化不全，则成为点状隙裂（凹陷），此处常为龋病的好发部位。

【6】窝：牙冠舌面及𬌗面上不规则的凹陷，称为窝。如前牙舌面的舌面窝，后牙𬌗面的中央窝。

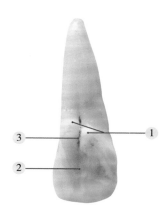

图 38	裂 Fissure

1. 舌面隆凸 Cingulum   3. 裂 Fissure
2. 舌面窝 Lingual fossa

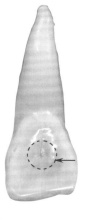

舌面窝 Lingual fossa

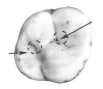

𬌗面窝 Occlusal fossa

图 39	窝 Fossa

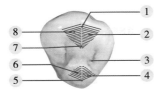

图 40　斜面 Inclined surface

1. 颊尖 Buccal cusp
2. 颊尖近舌斜面 Mesial lingual inclined surface of buccal cusp
3. 近中沟 Mesial groove
4. 舌尖近颊斜面 Mesial buccal inclined surface of lingual cusp
5. 舌尖 Linguae cusp
6. 舌尖远颊斜面 Distal buccal inclined surface of lingual cusp
7. 颊尖三角嵴 Buccal cusp triangular ridge
8. 颊尖远舌斜面 Distal lingual inclined surface of buccal cusp

　　斜面：组成牙尖的各面，称为斜面。两斜面相交成嵴，四斜面相交组成牙尖顶。各斜面依其在牙尖的位置而命名。

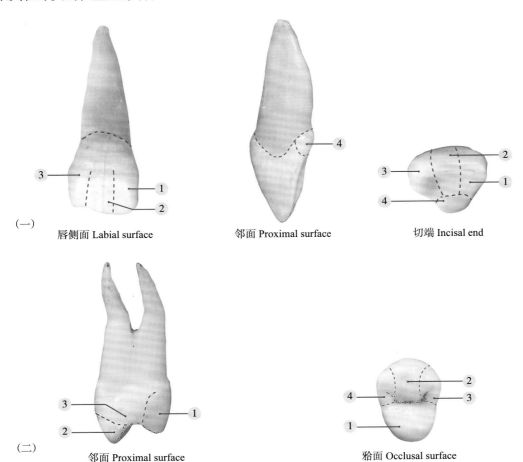

（一）
唇侧面 Labial surface　　　　邻面 Proximal surface　　　　切端 Incisal end

（二）
邻面 Proximal surface　　　　𬌗面 Occlusal surface

33

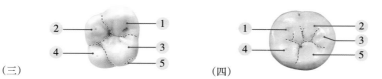

（三）　　　　　　　　（四）

图41　牙冠的生长叶 Growth lobe of crowns

（一）上颌中切牙生长叶
1. 近唇叶 Mesial labial lobe
2. 中唇叶 Middle labial lobe
3. 远唇叶 Distal labial lobe
4. 舌叶 Lingual lobe

（二）上颌第一前磨牙生长叶
1. 舌叶 lingual lobe
2. 中颊叶 Middle buccal lobe
3. 近颊叶 Mesial buccal lobe
4. 远颊叶 Distal buccal lobe

（三）上颌第一磨牙生长叶
1. 近颊叶 Mesial buccal lobe
2. 远颊叶 Distal buccal lobe
3. 近舌叶 Mesial lingual lobe
4. 远舌叶 Distal lingual lobe
5. 第五叶 5th lobe

（四）下颌第一磨牙生长叶
1. 近颊叶 Mesial buccal lobe
2. 远颊叶 Distal buccal lobe
3. 远中叶 Distal lobe
4. 近舌叶 Mesial lingual lobe
5. 远舌叶 Distal lingual lobe

　　生长叶：牙发育的钙化中心，称为生长叶，其交界处为发育沟，多数牙为四个生长叶，少数牙是 5 个生长叶发育而成。

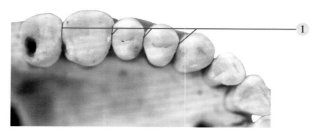

接触区 Contact area

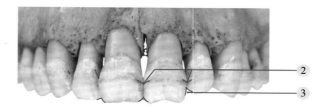

唇楔状隙 Labial embrasure

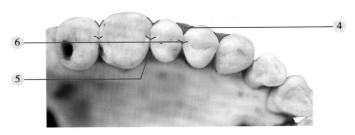

颊、舌楔状隙 Buccal and lingual embrasure

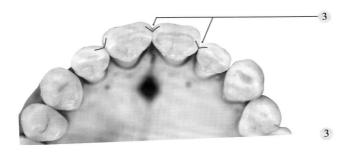

切楔状隙 Incise embrasure

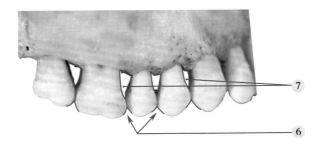

殆楔状隙和邻间隙 Occlusion embrasure and interproximal clearance

图42 牙冠接触区的楔状隙 Embrasure of contact area of crowns

1. 接触区 Contact area
2. 唇楔状隙 Labial embrasure
3. 切楔状隙 Incise embrasure
4. 颊楔状隙 Buccal embrasure
5. 舌楔状隙 Lingual embrasure
6. 殆楔状隙 Occlusion embrasure
7. 邻间隙 Interproximal clearance

【1】楔状隙：牙冠在正常接触区周围均有呈"V"形的空隙,称为楔状隙或外展隙。

【2】颊楔状隙：在颊侧面,牙冠与牙冠之间的"V"形夹角间隙。

【3】唇楔状隙：在唇侧面,牙冠与牙冠之间的"V"形夹角间隙。

【4】舌楔状隙：在舌侧面,牙冠与牙冠之间的"V"形夹角间隙。

【5】切楔状隙：前牙牙切缘与牙切缘之间的"V"形夹角间隙。

【6】𬌗楔状隙：后牙𬌗面与𬌗面之间的"V"形夹角间隙。

【7】邻间隙：为两牙之间龈乳头充添的间隙。

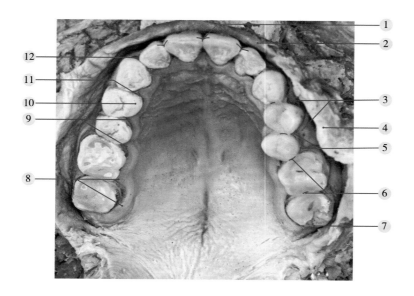

图 43　牙邻面接触区的位置 Site of proximate contact area of tooth

1. 切楔状隙 Incise embrasure
2. 唇 Lip
3. 颊侧龈乳头 Buccal gingival papillae
4. 颊 Cheek
5. 颊楔状隙 Buccal embrasure
6. 接触区 Contact area
7. 远中面 Distal surface
8. 牙龈 Gum
9. 舌侧龈乳头 Lingual gingival papillae
10. 舌侧面(腭侧面)Lingual surface(palatal surface)
11. 舌侧楔状隙 Lingual embrasure
12. 唇侧楔状隙 Labial embrasure

【1】牙冠邻面突度的位置：前牙牙邻面突度分别位于切 1/3 处。后牙牙邻面突度分别位于𬌗 1/3 处。

【2】接触区：相邻两牙藉邻接点相接，邻接点因磨耗呈小面，称为接触区。

【3】接触区位置：前牙近中面的接触区靠近切角；远中面的接触区距切角稍远。后牙接触区均位于近𬌗缘偏颊侧和近𬌗缘中 1/3 处。

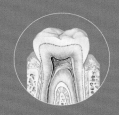

第二章
恒牙与牙髓腔的形态

Shapes of permanent teeth and dental pulp cavity

2

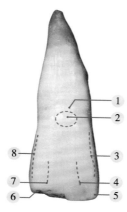

唇面 Labial surface

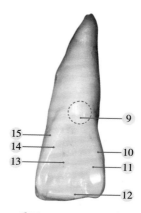

舌面 Lingual surface

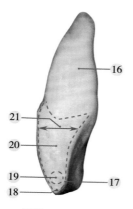

邻面 Proximal surface

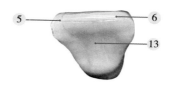

切端 Incisal end

图 44 上颌切牙示意图 Diagram of incisor of maxilla

1. 颈缘 Cervical margin
2. 唇颈嵴 Labial cervical ridge
3. 近唇线角 Mesial labial line angle
4. 近唇发育沟 Mesial labial development groove
5. 近中切角 Mesial incisal angle
6. 远中切角 Distal incisal angle
7. 远唇发育沟 Distal labial development groove
8. 远唇线角 Distal labial line angle
9. 舌面隆凸 Cingulum
10. 远舌线角 Distal lingual line angle
11. 远中边缘嵴 Distal marginal ridge
12. 切嵴 Incisal ridge
13. 舌面窝 Lingual fossa
14. 近中边缘嵴 Mesial marginal ridge
15. 近舌线角 Mesial lingual line angle
16. 牙根 Root of tooth
17. 近舌切点角 Mesial lingual incise point angle
18. 近唇切点角 Mesial labial incise point angle
19. 接触区 Contact area
20. 楔形邻面 Wedge proximal surface
21. 唇舌径 Labial lingual diameter

【1】中切牙全长 22.8mm、冠长 11.5mm、根长 11.3mm、冠宽 8.6mm、颈宽 6.3mm、冠厚 7.1mm、颈厚 6.2mm，是切牙中体积最大的牙。

【2】平均萌出年龄，男性：7.83 岁；女性：7.82 岁。

【3】上颌恒中切牙钙化及牙冠、牙根发育完成时间：出生后 3~4 个月开始钙化；牙冠完成发育在 4~5 岁；牙根完成发育在 10 岁。

【4】牙冠唇侧面较平坦，近似梯形，近远中径在前牙中最宽，形态分为：卵圆形占 72%；尖圆形占 26%；方圆形占 2%。

【5】舌侧面较唇侧面略小，中央凹陷称舌面窝，四周边呈突起的嵴称近远中边缘嵴，在切端位于切缘舌侧的为切嵴，牙颈部为舌面隆凸。

【6】近中面似三角形，顶为切端，底为颈缘，呈"V"字形，称为颈曲线。

【7】牙根为粗壮较直的单根，唇侧宽于舌侧。

【8】正常牙最大𬌗力均数，男性：左侧 12.1kg、右侧 12.2kg；女性：左侧 10.2kg、右侧 10.3kg。

【9】神经支配：鼻腭神经、上牙槽前神经。

【10】功能：切割食物、辅助发音、衬托面部外形。

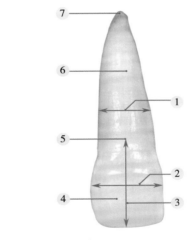

唇面 Labial surface

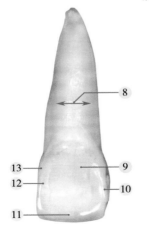

舌面 Lingual surface

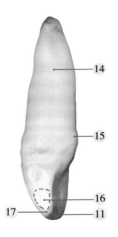

近中面 Mesial surface

41

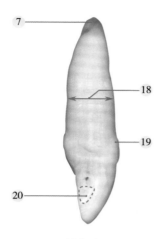

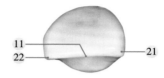

远中面 Distal surface　　　　切端 Incisal end

图 45 上颌中切牙 Central incisor of maxilla

1. 根唇侧面横径 Transverse diameter of labial surface of root
2. 近远中径 Mesial distal diameter
3. 切颈径 Diameter of incise to neck
4. 唇面 Labial surface
5. 颈缘 Cervical margin
6. 牙根 Root of tooth
7. 根尖 Root tip
8. 根舌面横径 Transverse diameter of lingual surface of root
9. 舌面窝 Lingual fossa
10. 远中边缘嵴 Distal marginal ridge
11. 切嵴 Incisal ridge
12. 近中边缘嵴 Mesial marginal ridge
13. 近舌线角 Mesial lingual line angle
14. 根近中面 Mesial surface of root
15. 舌面隆凸 Cingulum
16. 近中面接触区 Mesial contact area
17. 近切线角 Mesial incisal line angle
18. 根唇舌径 Diameter of labial lingual of root
19. 唇颈嵴 Labial cervical ridge
20. 远中面接触区 Distal contact area
21. 近中切角 Mesial incisal angle
22. 远中切角 Distal incisal angle

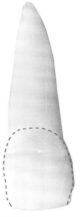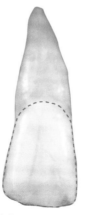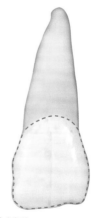

卵圆形 Oval 72%　　尖圆形 Apical round 25%　　方圆形 Square circle 2%

图 46 上颌中切牙牙冠的形态 Shapes of dental crown of central incisor of maxilla

2

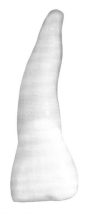
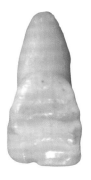

长切牙 Long incisors　　　　　　　　短切牙 Short incisors

图 47　上颌中切牙变异 Variation of central incisor of maxilla

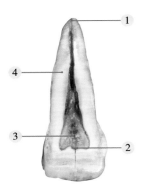
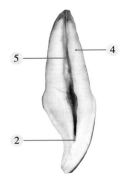
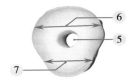

近远中向剖面 Section through mesial surface and distal surface　　　唇舌向剖面 Section across lip and tongue　　　牙颈部横切面 Transverse section of dental neck

图 48　上颌中切牙牙髓腔的形态 Shapes of dental pulp cavity of central incisor of maxilla

1. 根尖孔 Apical foramen
2. 髓室顶 Roof of pulp chamber
3. 髓室 Pulp chamber
4. 牙根 Root of tooth
5. 根管 Root canal
6. 根唇侧面横径 Transverse diameter of labial surface of root
7. 根舌侧面横径 Transverse diameter of lingual surface of root

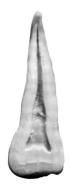
冠状形 Coronal

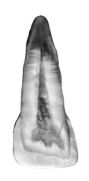
笤帚形 Broom shape

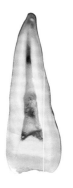
双角形 Biangle

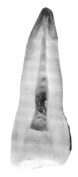
平顶形 Flat topped

图 49　上颌中切牙髓室顶的形态 Shapes of roof of pulp chamber of central incisor of maxilla

【1】上颌中切牙髓腔较大、根管较粗,室与根管无明显界限。近远中剖面呈三角形,顶接近牙冠中 1/3 处。年轻者髓室顶常有 2~3 个突起,随着年龄增长而逐渐消失。

【2】髓室顶可见冠状形、笤帚形、双角形、平顶形。

【3】唇、舌向剖面,可见髓腔呈梭形,切嵴方向髓腔缩小,髓腔从颈缘向根尖方向逐渐变细。

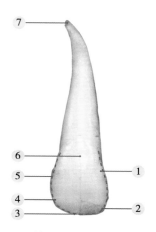
唇侧面 Labial surface

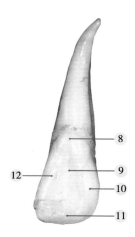
舌侧面 Lingual surface

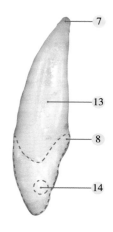
近中面 Mesial surface

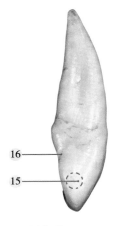

远中面 Distal surface

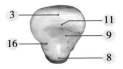

切端 Incisal end

图 50 上颌侧切牙 Lateral incisor of maxilla

1. 近中缘 Mesial margin
2. 近中切角 Mesial incisal angle
3. 切缘 Incisal edge
4. 远中切角 Distal incisal angle
5. 远中缘 Distal margin
6. 唇面 Labial surface
7. 根尖 Root tip
8. 舌面隆凸 Cingulum
9. 舌面窝 Lingual fossa
10. 远中边缘嵴 Distal marginal ridge
11. 切嵴 Incisal ridge
12. 近中边缘嵴 Mesial marginal ridge
13. 近中面 Mesial surface
14. 近中面接触区 Mesial contact area
15. 远中面接触区 Distal contact area
16. 舌侧沟 Lingual groove

【1】上颌侧切牙全长 21.5mm、冠长 10.1mm、根长 11.5mm、冠宽 7.0mm、颈宽 5.0mm、冠厚 6.4mm、颈厚 5.9mm。形态与上颌中切牙基本相似,但小于中切牙。

【2】平均萌出年龄,男性:9.02 岁;女性:8.56 岁。

【3】上颌恒侧切牙钙化及牙冠、牙根发育完成时间:出生后 10~12 个月开始钙化;牙冠完成发育在 4~5 岁;牙根完成发育在 11 岁。

【4】牙冠唇侧面呈梯形,牙冠较窄小、圆突,小于上颌中切牙。

【5】近中缘长于远中缘,近中切角呈锐角,远中切角呈圆弧形,边缘嵴显著。

【6】舌侧面边缘嵴较上颌中切牙明显,舌面窝深而窄,偶有沟越过舌面隆凸的远中,延伸至根颈部成为裂沟,成为龋病好发部位。

【7】单根粗壮,较上颌中切牙根细且稍长,唇舌径大于近远中径。

【8】侧切牙形态变异较多,有时先天性缺如。

【9】正常牙最大𬌗力均数,男性:左侧 11.5kg、右侧 11.5kg;女性:左侧 9.9kg、右侧 9.7kg。

【10】神经支配:上牙槽前神经。

【11】功能:切割食物、影响发音。

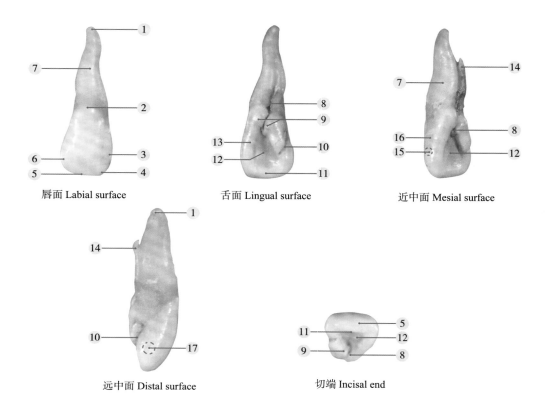

唇面 Labial surface　　　舌面 Lingual surface　　　近中面 Mesial surface

远中面 Distal surface　　　切端 Incisal end

| 图 51 | 上颌侧切牙（双根）Lateral incisor of maxilla.Double roots |

1. 根尖 Root tip
2. 颈缘 Cervical margin
3. 近中缘 Mesial margin
4. 近中切角 Mesial incisal angle
5. 切缘 Incisal edge
6. 远中切角 Distal incisal angle
7. 弯根 Curve root
8. 裂 Fissure
9. 舌面隆凸 Cingulum
10. 舌侧沟 Lingual groove
11. 切嵴 Incisal ridge
12. 舌面窝 Lingual fossa
13. 近中边缘嵴 Mesial marginal ridge
14. 变异根 Variation root
15. 近中面接触区 Mesial contact area
16. 近中面 Mesial surface
17. 远中面接触区 Distal contact area

【1】上颌侧切牙双根尖变异,变异根位于根裂的远中侧,由于裂沟较深、较长,裂沟的远中半根成一圆而细长的小根。变异根长约是近中根的 2/3。

【2】舌面观,近中根呈"S"形弯曲,根尖偏向远中,裂由舌面窝开始经舌面隆凸中部,将其分为两半,并向下延伸至根中 1/3 与根尖 1/3 交界处,至此,根远中半下端移行一长 2.6mm 的根尖。

【3】舌侧沟斜行过远中边缘嵴中部至牙根根颈部。

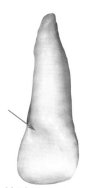
舌侧沟 Lingual groove

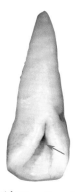
深舌面窝 Deep lingual fossa

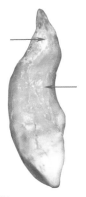
弯粗根 Curvature thick root

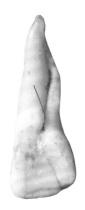
裂 Fissure

图 52　上颌侧切牙变异 Variation of lateral incisor of maxilla

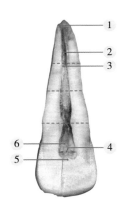
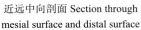
近远中向剖面 Section through
mesial surface and distal surface

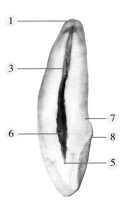
唇舌向剖面 Section across
lip and tongue

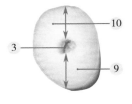
牙颈部横切面 Transverse
section of dental neck

图 53　上颌侧切牙牙髓腔的形态 Shapes of dental pulp cavity of lateral incisor of maxilla

1. 根尖孔 Apical foramen
2. 根尖 1/3 Root tip 1/3
3. 根管 Root canal
4. 近远中径 Mesial distal diameter
5. 髓室顶 Roof of pulp chamber
6. 髓室 Pulp chamber
7. 颈缘 Cervical margin
8. 舌面隆凸 Cingulum
9. 舌侧根管壁 Lingual root canal wall
10. 唇侧根管壁 Labial root canal wall

　　【1】侧切牙牙髓腔形态近似中切牙，但略小，近远中剖面髓室顶较整齐，接近牙冠中部，为髓腔最宽部。髓腔至根尖 1/2 或 1/3 处缩小。

　　【2】偶尔出现两个根管。

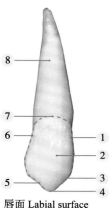
唇面 Labial surface

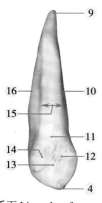
舌面 Lingual surface

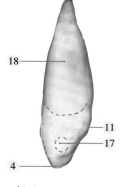
邻面 Adjacent surface

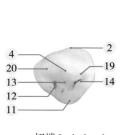
切端 Incisal end

图 54 上颌尖牙示意图 Diagram of canine tooth of maxilla

1. 近中缘 Mesial margin
2. 唇轴嵴 Labial axial ridge
3. 近中斜缘 Mesial inclined margin
4. 牙尖 Dental cusp
5. 远中斜缘 Distal inclined margin
6. 远中缘 Distal margin
7. 颈缘 Cervical margin
8. 牙根 Root of tooth
9. 根尖 Root tip
10. 牙根远中缘 Distal margin of root
11. 舌面隆凸 Cingulum

12. 远中窝 Distal fossa
13. 舌轴嵴 Lingual axial ridge
14. 近中窝 Mesial fossa
15. 根舌侧面横径 Transverse diameter of lingual surface of root
16. 牙根近中缘 Mesial margin of root
17. 近中面接触区 Mesial contact area
18. 长形凹陷 Long form concavity
19. 近中牙尖嵴 Mesial cusp ridge
20. 远中牙尖嵴 Distal cusp ridge

【1】上颌尖牙全长 25.2mm、冠长 11.0mm、根长 14.2mm、冠宽 7.9mm、颈宽 5.7mm、冠厚 8.2mm、颈厚 7.7mm。

【2】平均萌出年龄,男性:11.21 岁;女性:10.44 岁。

【3】上颌恒尖牙钙化及牙冠、牙根发育完成时间:出生后 4~5 个月开始钙化;牙冠完成发育在 6~7 岁;牙根完成发育在 13~15 岁。

【4】上颌尖牙是全口牙中牙体、牙根和牙尖最大的牙,具有支撑口角的作用。

【5】牙冠有四个轴面一个牙尖。牙尖由四嵴四面组成,牙尖顶偏向近中,牙尖占牙冠长的 1/3。

【6】唇侧面似圆五边形,五条边分别为颈缘、近中缘、近中斜缘、远中斜缘和远中缘。颈缘呈弧形,近中斜缘短,近中缘长,远中斜缘长,远中缘短。

【7】舌侧面较唇侧面小,牙尖至舌面隆凸有一纵嵴称舌轴嵴。

【8】邻面呈三角形,远中面比近中面突而短小,远中面接触区距远中牙尖嵴远。

【9】牙根为直而粗壮的单根,唇舌径大于近远中径。

【10】正常牙最大拾力均数,男性:左侧 19.7kg、右侧 19.3kg;女性:左侧 16.1kg、右侧 16.7kg。

【11】神经支配：上牙槽前神经。

【12】功能：辅助撕裂、刺穿及捣碎食物。

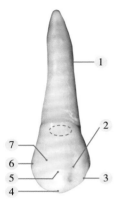
唇面 Labial surface

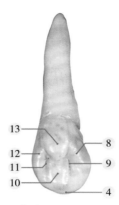
舌面 Lingual surface

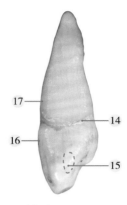
近中面 Mesial surface

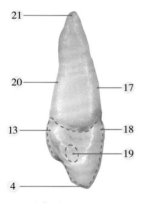
远中面 Distal surface

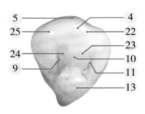
切端 Incisal end

图 55　上颌尖牙 Canine tooth of maxilla

1. 牙根近中缘 Mesial margin of root
2. 近唇斜面 Mesial labial inclined surface
3. 近中切角 Mesial incisal angle
4. 牙尖 Dental cusp
5. 唇轴嵴 Labial axial ridge
6. 远中切角 Distal incisal angle
7. 远唇斜面 Distal labial inclined surface
8. 远中边缘嵴 Distal marginal ridge
9. 远中舌面窝 Distal lingual fossa
10. 舌轴嵴 Lingual axial ridge
11. 近中舌面窝 Mesial lingual fossa
12. 近中边缘嵴 Mesial marginal ridge
13. 舌面隆凸 Cingulum

14. 颈缘 Cervical margin
15. 近中面接触区 Mesial contact area
16. 唇缘 Labial margin
17. 牙根唇缘 Labial margin of root
18. 唇颈嵴 Labial cervical ridge
19. 远中面接触区 Distal contact area
20. 牙根舌缘 Lingual margin
21. 根尖 Root tip
22. 近中牙尖嵴 Mesial cusp ridge
23. 近舌斜面 Mesial lingual inclined surface
24. 远舌斜面 Distal lingual inclined surface
25. 远中牙尖嵴 Distal cusp ridge

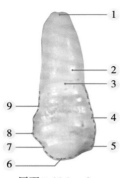

唇面 Labial surface

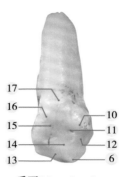

舌面 Lingual surface

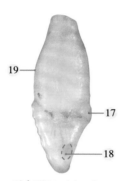

近中面 Mesial surface

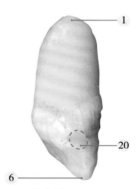

远中面 Distal surface

图 56 　上颌尖牙（短根）Canine tooth of maxilla.Short root

1. 根尖 Root tip
2. 牙根唇面 Labial surface of root of tooth
3. 颈缘 Cervical margin
4. 近中缘 Mesial margin
5. 近中切角 Mesial incisal angle
6. 牙尖 Dental cusp
7. 远中斜缘 Distal inclined margin
8. 远中切角 Distal incisal angle
9. 远中缘 Distal margin
10. 远中边缘嵴 Distal marginal ridge
11. 远中舌面窝 Distal lingual fossa
12. 远中牙尖嵴 Distal cusp ridge
13. 近中牙尖嵴 Mesial cusp ridge
14. 舌轴嵴 Lingual axial ridge
15. 近中舌面窝 Mesial lingual fossa
16. 近中边缘嵴 Mesial marginal ridge
17. 舌面隆凸 Cingulum
18. 近中面接触区 Mesial contact area
19. 牙根唇缘 Labial margin of root
20. 远中面接触区 Distal contact area

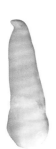
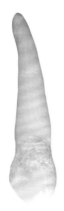
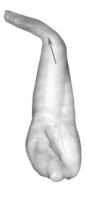

短尖牙 Short canine tooth　　　　长尖牙 Long canine tooth　　　　变异根 Variation root

图 57　上颌尖牙变异 Variation of canine tooth of maxilla

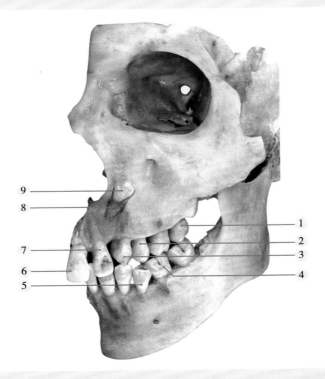

图 58　上颌尖牙阻生及错位 Impaction and transposition of canine tooth of maxilla

1. 上颌第二磨牙 2nd molar of maxilla
2. 上颌第二前磨牙 2nd premolar of maxilla
3. 上颌第一前磨牙 1st premolar of maxilla
4. 下颌第一磨牙 1st molar of mandible
5. 下颌第一前磨牙 1st premolar of mandible
6. 中切牙 Central incisor
7. 侧切牙 Lateral incisor
8. 上颌尖牙根 Root of canine tooth of maxilla
9. 上颌尖牙冠 Crown of canine tooth of maxilla

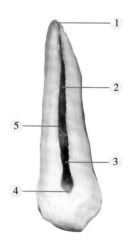

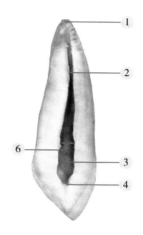

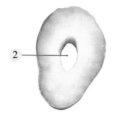

近远中向剖面 Section through
mesial surface and distal surface

唇舌向剖面 Section across lip
and tongue

牙颈部横切面 Transverse
section of dental neck

2

图 59　上颌尖牙牙髓腔的形态 Shapes of dental pulp cavity of canine tooth of maxilla

1. 根尖孔 Apical foramen
2. 根管 Root canal
3. 髓室 Pulp chamber
4. 髓角 Pulp horn
5. 根管近远中径 Mesial distal diameter of root canal
6. 根管唇舌径 Labiolingual diameter of root canal

【1】上颌尖牙牙髓腔近远中剖面的根管径较窄,两端均呈尖形,髓角达牙冠中 1/3 处,与尖牙牙尖相对。

【2】唇舌向剖面髓室顶呈尖形,并宽于近远中向髓腔径。

【3】牙根中部横断,根管呈椭圆形,颈部呈圆三角形。上颌尖牙通常为单根管。

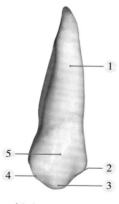

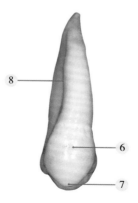

颊面 Buccal surface

舌面 Lingual surface

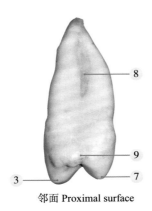

邻面 Proximal surface

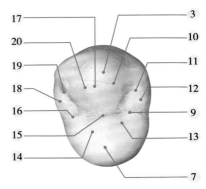

粭面 Occlusal surface

图 60　上颌第一前磨牙示意图 Diagram of 1st premolar of maxilla

1. 牙根 Root of tooth
2. 近中斜缘 Mesial inclined margin
3. 颊尖 Buccal cusp
4. 远中斜缘 Distal inclined margin
5. 颊轴嵴 Buccal axial ridge
6. 舌轴嵴 Lingual axial ridge
7. 舌尖 Lingual cusp
8. 长形凹陷 Long form concavity
9. 近中沟 Mesial groove
10. 颊尖近舌斜面 Mesial lingual inclined surface of buccal cusp
11. 近中颊沟 Mesial buccal groove
12. 近中边缘嵴 Mesial marginal ridge
13. 近中舌沟 Mesial lingual groove
14. 远中舌沟 Distal lingual groove
15. 中央沟 Central groove
16. 远中沟 Distal groove
17. 颊尖三角嵴 Buccal cusp triangular ridge
18. 远中边缘嵴 Distal marginal ridge
19. 远中颊沟 Distal buccal groove
20. 颊尖远舌斜面 Distal lingual inclined surface of buccal cusp

【1】上颌第一前磨牙全长 20.5mm、冠长 8.5mm、根长 12.1mm、冠宽 7.2mm、颈宽 4.9mm、冠厚 9.5mm、颈厚 8.4mm。

【2】平均萌出年龄，男性：10.51 岁；女性：9.97 岁。

【3】恒牙钙化及牙冠、牙根发育完成时间：出生后 $1\frac{1}{2}$ ~$1\frac{3}{4}$ 岁开始钙化；牙冠完成发育在 5~6 岁；牙根完成发育在 12~13 岁。

【4】牙冠颊侧面外形为五边形，与尖牙唇侧面相似，但牙冠较小，中部有一颊轴嵴，颊尖偏向远中。

【5】舌侧面小于颊侧面，卵圆形，舌尖短小、圆钝，偏向近中。

【6】邻面呈四边形，近远接触区靠近粭缘偏颊侧。

【7】粭面外形是由边缘嵴围成的六边形轮廓，颊侧宽于舌侧，颊尖长、大且锐利，并大于舌尖。颊尖偏向远中，舌尖偏向近中。两牙尖顶向粭面中央延伸的嵴为颊尖三角嵴和舌尖三角嵴。

【8】由近中点隙发出的沟，跨过近中边缘嵴至近中面称为近中沟，此沟为上颌第一前磨牙的特有解剖标志。

【9】上颌第一前磨牙单牙根的发生率为 57.36%；双牙根的发生率为 41.47%；三牙根的发生率为 1.18%。根呈扁形，常于根中部或根尖 1/3 处分为颊舌二根。颊侧根长于舌侧根，

根尖略偏向远中。

【10】正常牙最大殆力均数,男性:左侧 27.3kg、右侧 26.8kg;女性:左侧 22.2kg、右侧 22.2kg。

【11】神经支配:上牙槽中神经。

【12】功能:捣碎食物。

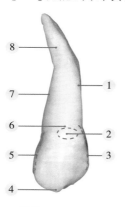

颊面 Buccal surface

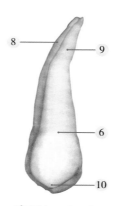

舌面 Lingual surface

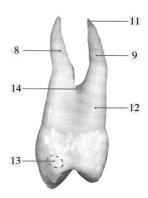

近中面 Mesial surface

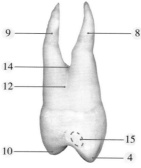

远中面 Distal surface

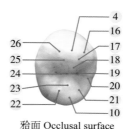

殆面 Occlusal surface

图61	上颌第一前磨牙(双根)1st premolar of maxilla.Double roots

1. 牙根近中缘 Mesial margin of root
2. 颊颈嵴 Buccal cervical ridge
3. 近中缘 Mesial margin
4. 颊牙尖 Buccal cusp
5. 远中缘 Distal margin
6. 颈缘 Cervical margin
7. 牙根远中缘 Distal marginal of root
8. 颊根 Buccal root
9. 舌根 Lingual root
10. 舌尖 Lingual cusp
11. 根尖 Root tip
12. 根干 Root trunk
13. 近中面接触区 Mesial contact area
14. 根分叉 Root bifurcation
15. 远中面接触区 Distal contact area

16. 近中牙尖嵴 Mesial cusp ridge
17. 颊尖近舌斜面 Mesial lingual Inclined surface of buccal cusp
18. 颊尖三角嵴 Buccal cusp triangular ridge
19. 近中点隙 Mesial pit
20. 近中沟 Mesial groove
21. 舌尖近颊斜面 Mesial buccal inclined surface of lingual cusp
22. 舌尖远颊斜面 Distal buccal inclined surface of lingual cusp
23. 舌尖三角嵴 Lingual cusp triangular ridge
24. 远中点隙 Distal pit
25. 颊尖远舌斜面 Distal lingual inclined surface of buccal cusp
26. 远中牙尖嵴 Distal cusp ridge

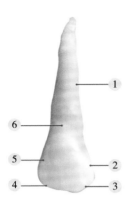

颊面 Buccal surface

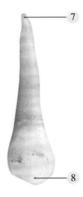

舌面 Lingual surface

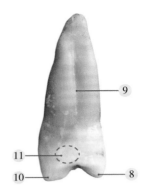

近中面 Mesial surface

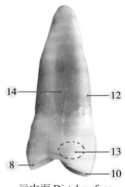

远中面 Distal surface

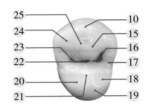

𬌗面 Occlusal surface

图62　上颌第一前磨牙(单根) 1st premolar of maxilla.Simple root

1. 牙根近中缘 Mesial margin of root
2. 近中缘 Mesial margin
3. 近中斜缘 Mesial inclined margin
4. 远中斜缘 Distal inclined margin
5. 远中缘 Distal margin
6. 颈缘 Cervical margin
7. 根尖 Root tip
8. 舌尖 Lingual cusp
9. 近中面长形凹陷 Long form concavity of mesial surface
10. 颊尖 Buccal cusp
11. 近中面接触区 Mesial contact area
12. 牙根颊缘 Buccal margin of root
13. 远中面接触区 Distal contact area
14. 远中面长形凹陷 Long form concavity of distal surface
15. 颊尖近舌斜面 Mesial lingual inclined surface of buccal cusp
16. 近中点隙 Mesial pit
17. 近中沟 Mesial groove
18. 舌尖近颊斜面 Mesial buccal inclined surface of lingual cusp
19. 舌尖 Lingual cusp
20. 舌尖远颊斜面 Distal buccal inclined surface of lingual cusp
21. 舌尖三角嵴 Lingual cusp triangular ridge
22. 中央沟 Central groove
23. 远中沟 Distal groove
24. 颊尖远舌斜面 Distal lingual inclined surface of buccal cusp
25. 颊尖三角嵴 Buccal cusp triangular ridge

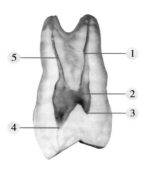

颊舌向剖面（双根，双管占 65%）
Section across cheek and tongue.
Double roots, bicanal 65%

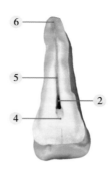

近远中向剖面 Section through
mesial surface and distal surface

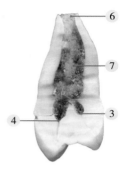

颊舌向剖面（单根，单管占 7%）
Section across cheek and tongue.
Simple root, single canal 7%

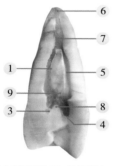

颊舌向剖面（单根，单双管占 28%）
Section across cheek and tongue.
Simple root, simple bicanal 28%

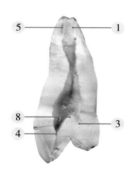

颊舌向剖面（单根，双管）
Section across cheek and tongue.
Single root, bicanal

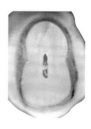

牙根部横切面（单根，单管）
Transverse section of dental root.
Single root, single canal

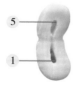

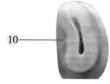

牙根部横切面（单根，双管）Transverse section of
dental root.Single root, bicanal

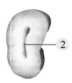

牙颈部横切面 Transverse section of dental neck

图 63 上颌第一前磨牙牙髓腔的形态 Shapes of dental pulp cavity of 1st premolar of maxilla

1. 舌根管 Lingual root canal
2. 髓室 Pulp chamber
3. 舌髓角 Lingual pulp horn
4. 颊髓角 Buccal pulp horn
5. 颊根管 Buccal root canal
6. 根尖孔 Apical foramen
7. 根管 Root canal
8. 髓室顶 Roof of pulp chamber
9. 髓室底 Floor of pulp chamber
10. 远中面 Distal surface

　　【1】髓室顶有颊、舌髓角,分别突入颊尖和舌尖中,颊髓角高于舌髓角,颊尖至颊髓角距离为(4.68±0.50)mm。髓室底有1个、2个偶尔有3个根管口,与相应的根管相通。

　　【2】上颌第一前磨牙根管形态变异复杂,双管型约占65%;单根双管占28%;单管型约占7%;三管型比较少见。

　　【3】髓室横断呈椭圆形。根中部横断,单根呈椭圆形,双根呈圆形。

　　【4】髓室高约3.09mm,髓室宽约3.88mm。

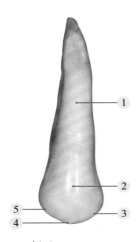

颊面 Buccal surface

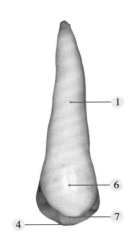

舌面 Lingual surface

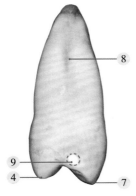

邻面 Proximal surface

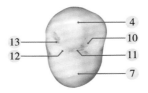

殆面 Occlusal surface

| 图 64 | 上颌第二前磨牙示意图 Diagram of 2nd premolar of maxilla |

1. 牙根 Root of tooth
2. 颊轴嵴 Buccal axial ridge
3. 近中斜缘 Mesial inclined margin
4. 颊尖 Buccal cusp
5. 远中斜缘 Distal inclined margin
6. 舌轴嵴 Lingua axial ridge
7. 舌尖 Lingual cusp
8. 长形凹陷 Long form concavity
9. 接触区 Contact area
10. 近颊沟 Mesial buccal groove
11. 中央沟 Central groove
12. 远中沟 Distal groove
13. 远颊沟 Distal buccal groove

【1】上颌第二前磨牙全长 20.5mm、冠长 7.8mm、根长 12.7mm、冠宽 6.7mm、颈宽 4.6mm、冠厚 9.3mm、颈厚 8.3mm。

【2】平均萌出年龄,男性:10.98 岁;女性:10.61 岁。

【3】恒牙钙化及牙冠、牙根发育完成时间:出生后 2~2.3 岁开始钙化;牙冠完成发育在 6~7 岁;牙根完成发育在 12~14 岁。

【4】牙冠小于第一前磨牙,𬌗面较对称,牙尖圆钝。

【5】颊、舌尖的高度、大小相近,两尖偏向近中。

【6】颊面、舌面大小相似,邻面呈四边形,近远中面接触区均在近𬌗缘偏向颊侧。

【7】单根发生率为 87%,双根发生率为 13%。根多不分叉,呈扁形根,根尖偏向远中。

【8】正常牙最大𬌗力均数,男性:左侧 35.0kg、右侧 35.1kg;女性:左侧 29.7kg、右侧 30.4kg。

【9】神经支配:上牙槽中神经。当上牙槽中神经缺如时,神经支配由上牙槽前神经和上牙槽后神经代偿。

【10】功能:捣碎食物。

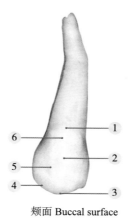

颊面 Buccal surface

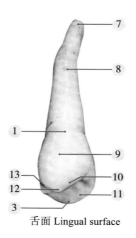

舌面 Lingual surface

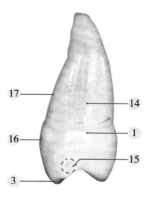

近中面 Mesial surface

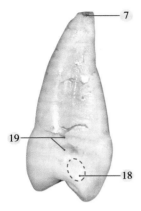

远中面 Distal surface

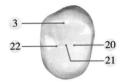

殆面 Occlusal surface

图 65 上颌第二前磨牙（单根）2nd premolar of maxilla.Single root

1. 颈缘 Cervical margin
2. 颊轴嵴 Buccal axial ridge
3. 颊尖 Buccal cusp
4. 远中斜缘 Distal inclined margin
5. 远中颊斜面 Distal buccal inclined surface
6. 颊颈嵴 Buccocervical ridge
7. 根尖 Root tip
8. 牙根 Root of tooth
9. 舌轴嵴 Lingual axial ridge
10. 远中斜缘 Distal inclined margin
11. 颊尖远舌斜面 Distal lingual inclined surface of buccal cusp
12. 舌尖 Lingual cusp
13. 近中斜缘 Mesial inclined margin
14. 长形凹陷 Long form concavity
15. 近中面接触区 Mesial contact area
16. 颊嵴 Buccal ridge
17. 牙根颊侧缘 Buccal marginal of root
18. 远中面接触区 Distal contact area
19. 远中颈部凹陷 Concavity of distal neck
20. 近中点隙 Mesial pit
21. 中央沟 Central groove
22. 远中点隙 Distal pit

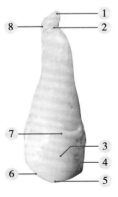

颊面 Buccal surface

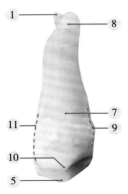

舌面 Lingual surface

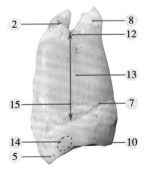

近中面 Mesial surface

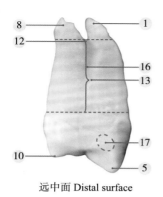

远中面 Distal surface

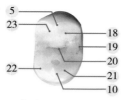

𬌗面 Occlusal surface

图 66 上颌第二前磨牙（双根）2nd premolar of maxilla.Double roots

1. 颊根尖 Buccal root tip
2. 颊根 Buccal root
3. 颊轴嵴 Buccal axial ridge
4. 近中斜缘 Mesial inclined margin
5. 颊尖 Buccal cusp
6. 远中斜缘 Distal inclined margin
7. 颈缘 Cervical margin
8. 舌根 Lingual root
9. 远中缘 Distal margin
10. 舌尖 Lingual cusp
11. 近中缘 Mesial margin
12. 根分叉 Root bifurcation
13. 根干 Root trunk
14. 近中面接触区 Mesial contact area
15. 根干长度 Length of root trunk
16. 沟状凹陷 Groove concavity
17. 远中面接触区 Distal contact area
18. 颊尖近舌斜面 Mesial lingual inclined surface of buccal cusp
19. 近中边缘嵴 Mesial marginal ridge
20. 中央沟 Central groove
21. 舌尖近颊斜面 Mesial buccal inclined surface of lingual cusp
22. 舌尖远颊斜面 Distal buccal inclined surface of lingual cusp
23. 颊尖远舌斜面 Distal lingual inclined surface of buccal cusp

【1】根干呈扁长方形，根干的长度大于颊舌径，近中面平坦，远中面有明显的沟状凹陷。
【2】双根型的两根较短，并弯向远中面。
【3】𬌗面近似长方形，颊舌径大于近远中径。外形轮廓为显著的六边形。

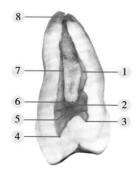

颊舌向剖面（单根，单双管）
Section across cheek and tongue.
Single root，single bicanal

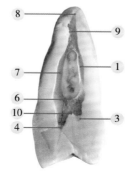

颊舌向剖面（单根，单双管）
Section across cheek and tongue.
Single root，single bicanal

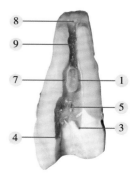

颊舌向剖面（单根，单双管）
Section across cheek and tongue.
Single root，single bicanal

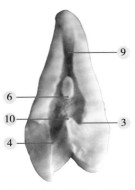

颊舌向剖面（单根，双管）
Section across cheek and
tongue.Single root，bicanal

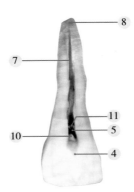

近远中向剖面 Section
through mesial surface and
distal surface

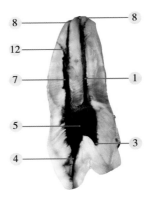

颊舌向剖面（单根，双管）
Section across cheek and tongue.
Single root，bicanal

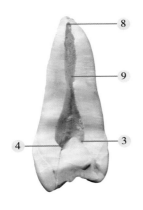

颊舌向剖面（单根，单管）
Section across cheek and tongue.
Single root，single canal

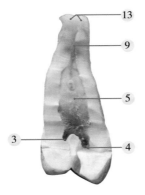

颊舌向剖面（单根，单管，根分
歧）Section across cheek and
tongue.Single root，single canal，
root furcation

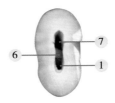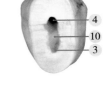

牙颈部横切面 transverse section of dental neck

图 67　上颌第二前磨牙牙髓腔的形态 Shapes of dental pulp cavity of 2nd premolar of maxilla

1. 舌侧根管 Lingual root canal
2. 髓室颊舌径 Buccal lingual diameter of pulp chamber
3. 舌髓角 Lingual pulp horn
4. 颊髓角 Buccal pulp horn
5. 髓室 Pulp chamber
6. 髓室底 Floor of pulp chamber
7. 颊侧根管 Buccal root canal

8. 根尖孔 Apical foramen
9. 根管 Root canal
10. 髓室顶 Roof of pulp chamber
11. 髓室近远中径 Mesial distal diameter of pulp chamber
12. 根管侧支 Lateral branch of root canal
13. 根管分叉 Root canal bifurcation

【1】上颌第二前磨牙髓腔近远中径较窄,颊舌径较大,髓室顶有颊髓角和舌髓角,颊尖至颊髓角距离约 3.97mm。

【2】上颌第二前磨牙多根管变异低于上颌第一前磨牙,根管主要分为单根单管型,约占48.48%;双管型,约占 11%;单双管型,约占 41%。

【3】上颌第二前磨牙髓室高约 3mm,髓室宽约 4mm。

【4】上颌第二前磨牙髓室高度随着不同的年龄而变化,青少年髓室约 3mm ≥ 中青年2.7mm ≥ 老年 2.3mm。

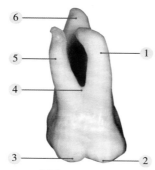

颊面 Buccal surface

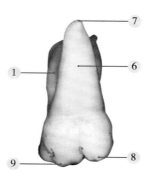

舌面 Lingual surface

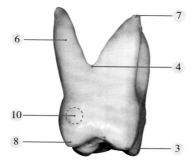

邻面 Proximal surface

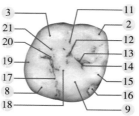

殆面 Occlusal surface

图 68　上颌第一磨牙示意图 Diagram of 1st molar of maxilla

1. 近中颊根 Mesial buccal root
2. 近中颊尖 Mesial buccal cusp
3. 远中颊尖 Distal buccal cusp
4. 根分叉 Root bifurcation
5. 远中颊根 Distal buccal root
6. 舌根 Lingual root
7. 根尖孔 Apical foramen
8. 远中舌尖 Distal lingual cusp
9. 近中舌尖 Mesial lingual cusp
10. 接触区 Contact area
11. 颊沟 Buccal groove
12. 中央窝 Central fossa
13. 中央沟 Central groove
14. 近中窝 Mesial fossa
15. 近殆边缘嵴 Mesial occlusion marginal ridge
16. 第五牙尖 5th cuspis of tooth
17. 远中舌沟 Distal lingual groove
18. 斜嵴 Oblique ridge
19. 远殆边缘嵴 Distal occlusion marginal ridge
20. 远中窝 Mesial fossa
21. 远中沟 Distal groove

【1】上颌第一磨牙 6 岁即出现口腔,故称六龄牙。牙体全长 19.7mm、冠长 7.3mm、根长 12.4mm、冠宽 10.1mm、颈宽 7.6mm、冠厚 11.3mm、颈厚 10.5mm。

【2】平均萌出年龄,男性:7.58 岁;女性:7.42 岁。

【3】上颌第一恒磨牙钙化及牙冠、牙根发育完成时间:出生时开始钙化,牙冠完成发育在 2.5~3 岁,牙根完成发育在 9~10 岁。

【4】颊面平坦,略似梯形,近远中宽度大于𬌗颈高度。颊面观可见两个颊尖、颊面沟和颊轴嵴。

【5】舌面大小与颊面相似,近中舌尖宽于远中舌尖,少数近中舌尖舌侧有第五牙尖,又称卡氏尖,出现率占 8%。

【6】近中面接触区偏颊侧,远中面接触区靠近𬌗缘中 1/3 处。

【7】𬌗面结构复杂、尖窝起伏、沟嵴交错,外形轮廓呈斜方形,由 4 个边缘嵴围成。舌𬌗边缘嵴由近中舌尖的近远中牙尖嵴及远中舌尖的近远中牙尖嵴构成。颊𬌗边缘嵴由近中颊尖的近远中牙尖嵴及远中颊尖的近远中牙尖嵴构成。远𬌗边缘嵴长于近𬌗边缘嵴。

【8】牙尖大小排列为近中舌尖>近中颊尖>远中颊尖>远中舌尖。颊尖较锐,是非功能尖,舌尖圆钝,为功能尖,近中舌尖是第一磨牙的主要功能尖。

【9】牙尖高度近中颊尖>远中颊尖>近中舌尖>远中舌尖。每个牙尖均有一个三角嵴。

【10】斜嵴是上颌第一磨牙的解剖特征,是由远中颊尖三角嵴和近中舌尖三角嵴相连而成的嵴,斜嵴与𬌗边缘嵴之间占𬌗面近中 2/3 为近中央窝,远中 1/3 为远中央窝。

【11】牙根为三根,一舌根两颊根,远颊根短小,舌根最大,颊舌根分叉角度大于两颊根的距离。三根分叉部至颈缘部称根干。

【12】正常牙最大𬌗力均数,男性:左侧 50.4kg、右侧 49.4kg;女性:左侧 42.6kg、右侧 42.4kg。

【13】神经支配:上牙槽中神经和上牙槽后神经。

【14】功能:磨细食物。

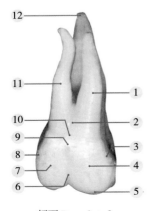

颊面 Buccal surface

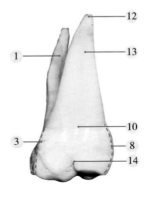

舌面 Lingual surface

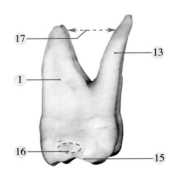

近中面 Mesial surface

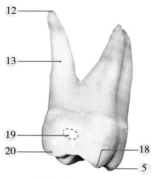

远中面 Distal surface

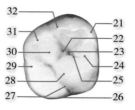

殆面 Occlusal surface

图69 上颌第一磨牙(三根)1st molar of maxilla. Three roots

1. 近颊根 Mesial buccal root
2. 根干 Root trunk
3. 近中缘 Mesial margin
4. 近中颊轴嵴 Mesial buccal axial ridge
5. 近中颊尖 Mesial buccal cusp
6. 颊沟 Buccal groove
7. 远中颊轴嵴 Distal buccal axial ridge
8. 远中缘 Distal margin
9. 颊颈嵴 Buccocervical ridge
10. 颈缘 Cervical margin
11. 远中颊根 Distal buccal root
12. 根尖 Root tip
13. 舌根 Lingual root
14. 远中舌沟 Distal lingual groove
15. 殆缘 Occlusal margin
16. 近中面接触区 Mesial contact area
17. 颊舌根距离 Interval between buccal root and lingual root
18. 远中颊尖 Distal buccal cusp
19. 远中面接触区 Distal contact area
20. 远中舌尖 Distal lingual cusp
21. 近殆边缘嵴 Mesial occlusion marginal ridge
22. 中央点隙 Central pit
23. 中央窝 Central fossa
24. 近中沟 Mesial groove
25. 近中窝 Mesial fossa
26. 舌殆边缘嵴 Lingual occlusion marginal ridge
27. 远中舌沟 Distal lingual groove
28. 近中舌尖三角嵴 Mesial lingual cusp triangular ridge
29. 远殆边缘嵴 Distal occlusion marginal ridge
30. 远中颊尖三角嵴 Distal buccal cusp triangular ridge
31. 远中颊尖 Distal buccal cusp
32. 颊殆边缘嵴 Buccal occlusion marginal ridge

【1】颊殆边缘嵴:由近远中颊尖的四个牙尖嵴构成,即近中颊尖的近、远中牙尖嵴及远中颊尖的近、远中牙尖嵴。

【2】舌殆边缘嵴:由近远中舌尖的四个牙尖嵴构成,即近中舌尖的近、远中牙尖嵴和远中舌尖的近、远中牙尖嵴。

【3】近殆边缘嵴:由近中殆面的近殆边缘的长条形釉质隆起构成。此嵴短而直,近颊殆角为锐角,远颊殆角为钝角。

【4】远殆边缘嵴:由远中殆面的远殆边缘的长条形釉质隆起构成。该嵴较长,远舌殆角为锐角,近舌殆角为钝角。

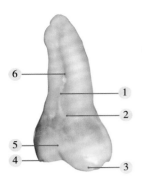

6
1
2
5
4
3

颊面 Buccal surface

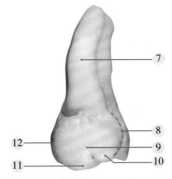

7
8
9
10
12
11

舌面 Lingual surface

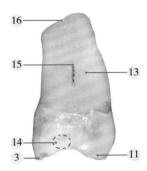

16
15
13
14
3
11

近中面 Mesial surface

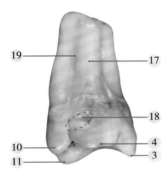

19
17
18
10
11
4
3

远中面 Distal surface

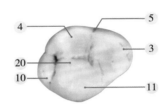

4
5
3
20
10
11

𬌗面 Occlusal surface

图 70　上颌第一磨牙（三根融合）1st molar of maxilla.Three roots fusion

1. 根颊面 Buccal surface of root
2. 颈缘 Cervical margin
3. 近中颊尖 Mesial buccal cusp
4. 远中颊尖 Distal buccal cusp
5. 颊沟 Buccal groove
6. 颊面的沟状凹陷 Groove concavity of buccal surface
7. 牙根舌面 Lingual surface of root
8. 远中缘 Distal margin
9. 远中舌沟 Distal lingual groove
10. 远中舌尖 Distal lingual cusp
11. 近中舌尖 Mesial lingual cusp
12. 近中缘 Mesial margin
13. 根近中面 Mesial surface of root
14. 近中面接触区 Mesial contact area
15. 近中沟状凹陷 Groove concavity of mesial surface
16. 根尖 Root tip
17. 牙根远中面 Distal surface of root
18. 远中面接触区 Distal contact area
19. 远中沟状凹陷 Groove concavity of distal surface
20. 斜嵴 Oblique ridge

【1】三根愈合成一短粗根，愈合根的横断面呈三角形。根三面均有一沟状凹陷。

【2】根尖圆钝，见有三个根尖孔，根微弯向远中。

2

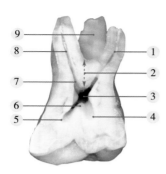

近远中向剖面（颊根）Section through mesial surface and distal surface.Buccal root

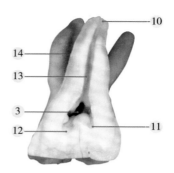

近远中向剖面（舌根）Section through mesial surface and distal surface.Lingual root

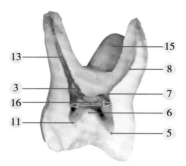

远中颊舌向剖面 Section through distal cheek and tongue

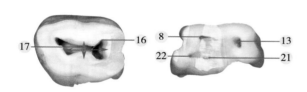

牙颈部横切面（远中颊根，双管，单双管占 9%）
Transverse section of dental neck. Distal buccal root, bicanal

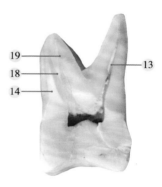

近中颊舌向剖面（近中颊根，双管占 63%）
Section through mesial cheek and tongue.
Mesial buccal root , bicanal

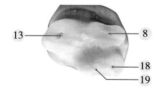

牙根部横切面（三根，四管，远中颊根双管）
Transverse section of dental root.Three roots ,
four canal.Distal buccal root bicanal

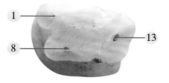

牙根部横切面（三根，三管）Transverse
section of dental root part.Three roots ,
tricanal

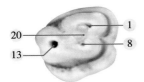

牙根部横切面（融合根，三管）Transverse section of
dental root.Fusion root,tricanal

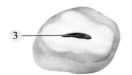
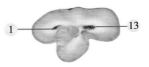

牙根部横切面（融合根，双管）Transverse
section of dental root.Fusion root,bicanal

图71 上颌第一磨牙牙髓腔的形态 Shapes of dental pulp cavity of 1st molar of maxilla

1. 近中颊根管 Mesial buccal root canal
2. 髓室底厚度 Thickness of floor of pulp chamber
3. 髓室 Pulp chamber
4. 近颊髓角 Mesial buccal pulp horn
5. 远颊髓角 Distal buccal pulp horn
6. 髓室顶 Roof of pulp chamber
7. 根管口 Root canal orifice
8. 远中颊根管 Distal buccal root canal
9. 舌根 Lingual root
10. 根尖孔 Apical foramen
11. 远舌髓角 Distal lingual pulp horn
12. 近舌髓角 Mesial lingual pulp horn
13. 舌侧根管 Lingual root canal
14. 近中颊根 Mesial buccal root

15. 远中颊根 Distal buccal root
16. 髓室颊舌径 Buccal lingual diameter of pulp chamber
17. 髓室近远中径 Mesial distal diameter of pulp chamber
18. 近中颊根颊侧根管 Buccal root canal of mesial buccal root
19. 近中颊根舌侧根管 Lingual root canal of mesial buccal root
20. 近远中颊根融合 Fusion of mesial and distal buccal root
21. 远颊根舌侧根管 Lingual root canal of distal buccal root
22. 远颊根颊侧根管 Buccal root canal of distal buccal root

【1】上颌第一磨牙髓室似矮立方形,髓室高度很小约1.54mm。髓室底厚度平均为2.96mm。

【2】颊舌径>近远中径>髓室高度。舌侧根管较宽大。

【3】近颊根管为双管或单双管型共占63%；远颊根管分为双管或单双管型占9%。

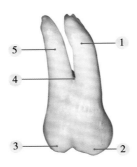

颊面 Buccal surface

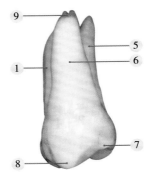

舌面 Lingual surface

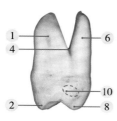

邻面 Proximal surface

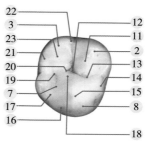

殆面 Occlusal surface

图72　上颌第二磨牙示意图 Diagram of 2nd molar of maxilla

1. 近中颊根 Mesial buccal root
2. 近中颊尖 Mesial buccal cusp
3. 远中颊尖 Distal buccal cusp
4. 根分叉 Root bifurcation
5. 远中颊根 Distal buccal root
6. 舌根 Lingual root
7. 远中舌尖三角嵴 Distal lingual cusp triangular ridge
8. 近中舌尖 Mesial lingual cusp
9. 根尖 Root tip
10. 接触区 Contact area
11. 近中颊尖三角嵴 Mesial buccal cusp triangular ridge
12. 中央窝 Central fossa
13. 近中沟 Mesial groove
14. 近殆边缘嵴 Mesial occlusion marginal ridge
15. 近中舌尖三角嵴 Mesial lingual cusp triangular ridge
16. 舌殆边缘嵴 Lingual occlusion marginal ridge
17. 远中舌尖 Distal lingual cusp
18. 斜嵴 Oblique ridge
19. 远中舌沟 Distolingual groove
20. 远中沟 Distal groove
21. 远殆边缘嵴 Distal occlusion marginal ridge
22. 颊沟 Buccal groove
23. 远中颊尖三角嵴 Distal buccal cusp triangular ridge

【1】上颌第二磨牙牙体全长 19.3mm、冠长 7.4mm、根长 11.9mm、冠宽 9.6mm、颈宽 7.6mm、冠厚 11.4mm、颈厚 10.7mm。

【2】萌出年龄，男性：12.29 岁；女性：11.99 岁。

【3】恒牙钙化及牙冠、牙根发育完成时间：出生后 2 岁 3 个月至 3 岁开始钙化；牙冠完成发育在 7~8 岁；牙根完成发育在 14~16 岁。

【4】该牙小于第一磨牙，牙冠更窄，近中舌尖占舌侧面的大部分。

【5】斜嵴不显著，有远中沟越过，也有的殆面无斜嵴。

【6】牙根多为三根，三分叉根比较靠近，并偏向远中。少数愈合成双根或单根。

【7】正常牙最大殆力均数，男性：左侧 46.3kg、右侧 48.2kg；女性：左侧 40.4kg、右侧 41.9kg。

【8】神经支配：上牙槽后神经。

【9】功能：磨细食物。

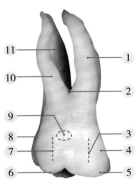

颊面 Buccal surface

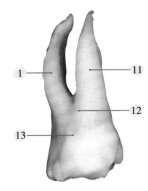

舌面 Lingual surface

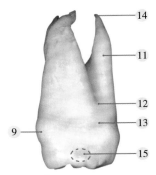

近中面 Mesial surface

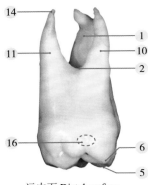

远中面 Distal surface

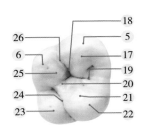

殆面 Occlusal surface

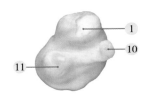

根面 Root surface

图73 上颌第二磨牙（三根）2nd molar of maxilla.Three roots

1. 近中颊根 Mesial buccal root
2. 根分叉 Root bifurcation
3. 近中颊轴嵴 Mesial buccal axial ridge
4. 近中缘 Mesial margin
5. 近中颊尖 Mesial buccal cusp
6. 远中颊尖 Distal buccal cusp
7. 远中颊轴嵴 Distal buccal axial ridge
8. 远中缘 Distal margin
9. 颊颈嵴 Buccocervical ridge
10. 远中颊根 Distal buccal root
11. 舌侧根 Lingual root
12. 根干 Root trunk
13. 颈缘 Cervical margin
14. 舌根根尖 Lingual root tip
15. 近中面接触区 Mesial contact area
16. 远中面接触区 Distal contact area
17. 近中颊尖三角嵴 Mesial buccal cusp triangular ridge
18. 中央点隙 Central pit
19. 近中沟 Mesial groove
20. 斜嵴 Oblique ridge
21. 近中舌尖三角嵴 Mesial lingual cusp triangular ridge
22. 近中舌尖 Mesial lingual cusp
23. 远中舌尖 Distal lingual cusp
24. 远中舌沟 Distolingual groove
25. 远中颊尖三角嵴 Distal buccal cusp triangular ridge
26. 颊沟 Buccal groove

上颌第二磨牙三根型的发生率为50.7%，三根融合为单根的发生率为14.1%。

69

2

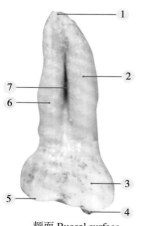

颊面 Buccal surface

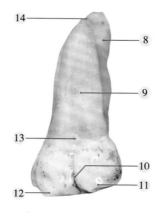

舌面 Lingual surface

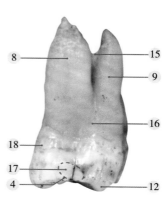

近中面 Mesial surface

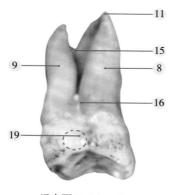

远中面 Distal surface

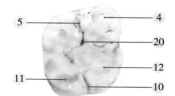

𬌗面 Occlusal surface

图 74　上颌第二磨牙（双根 1）2nd molar of maxilla.Double root（1）

1. 近远中颊根融合根尖 Fusion root tip of mesial distal buccal root
2. 近中颊根 Mesial buccal root
3. 近颊轴嵴 Mesial buccal axial ridge
4. 近中颊尖 Mesial buccal cusp
5. 远中颊尖 Distal buccal cusp
6. 远中颊根 Distal buccal root
7. 沟状凹陷 Groove concavity
8. 近远中颊根融合 Fusion of mesial and distal buccal root
9. 舌根 Lingual root

10. 远中舌沟 Distal lingual groove
11. 远中舌尖 Distal lingual cusp
12. 近中舌尖 Mesial lingual cusp
13. 颈缘 Cervical margin
14. 舌根根尖 Lingual root tip
15. 根分叉 Root bifurcation
16. 根干 Root trunk
17. 近中面接触区 Mesial contact area
18. 颊颈嵴 Buccocervical ridge
19. 远中面接触区 Distal contact area
20. 颊沟 Buccal groove

　　【1】两根型发生率为 33.8%，近中颊根粗于远中颊根。近中颊根与远中颊根融合发生率为 18.3%，近中颊根与舌根融合发生率为 15.5%，融合根面可见一沟状凹陷。

　　【2】三根型的舌根粗大，偏向舌侧。

　　【3】根干短，牙体形态似上颌第一磨牙。

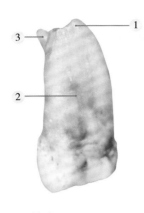

颊面 Buccal surface

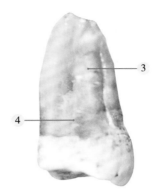

舌面 Lingual surface

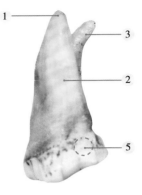

近中面 Mesial surface

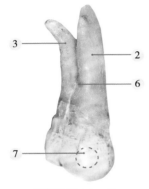

远中面 Distal surface

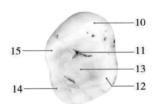

𬌗面 Occlusal surface

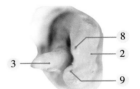

根面 Root surface

图75 上颌第二磨牙（双根2）2nd molar of maxilla.Double roots（2）

1. 颊侧根尖 Buccal root tip
2. 颊根 Buccal root
3. 舌根 Lingual root
4. 根干 Root trunk
5. 近中面接触区 Mesial contact area
6. 根分叉 Root bifurcation
7. 远中面接触区 Distal contact area
8. 颊根近中根尖孔 Mesial Root foramen of buccal root
9. 颊根远中根尖孔 Distal Root foramen of buccal root
10. 近中颊尖 Mesial buccal cusp
11. 中央点隙 Central pit
12. 近中舌尖 Mesial lingual cusp
13. 斜嵴 Oblique ridge
14. 远中舌尖 Distal lingual cusp
15. 远中颊尖 Distal buccal cusp

【1】近、远颊根愈合呈一扁根，舌根为细长弯向舌侧。

【2】两颊根愈合的根面可见颊根近中根尖孔和颊根的远中根尖孔。

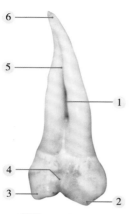

颊面 Buccal surface

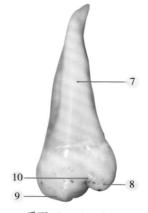

舌面 Lingual surface

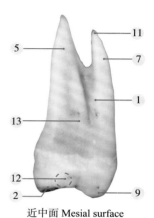

近中面 Mesial surface

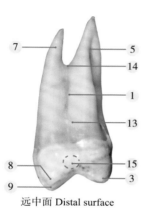

远中面 Distal surface

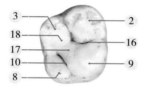

殆面 Occlusal surface

图76 上颌第二磨牙（尖形双根）2nd molar of maxilla.Apiciform double roots

1. 沟状凹陷 Groove concavity
2. 近中颊尖 Mesial buccal cusp
3. 远中颊尖 Distal buccal root
4. 颊沟 Buccal groove
5. 颊根 Buccal root
6. 根尖 Root tip
7. 舌根 Lingual root
8. 远中舌尖 Distal lingual cusp
9. 近中舌尖 Mesial lingual cusp
10. 远中舌沟 Distal lingual groove
11. 舌根根尖 Lingual root tip
12. 近中面接触区 Mesial contact area
13. 根干 Root trunk
14. 根分叉 Root bifurcation
15. 远中面接触区 Distal contact area
16. 近中沟 Mesial groove
17. 斜嵴 Oblique ridge
18. 远中颊尖三角嵴 Distal buccal cusp triangular ridge

　　【1】近中颊根与远中颊根愈合根的颊面可见一残留的沟状形凹陷,愈合根和舌根的根尖锐利、细长,弯向远中。

　　【2】愈合根根干较长,根近、远中面都有一较深的沟形凹陷。

　　【3】两根尖弯向远中面。

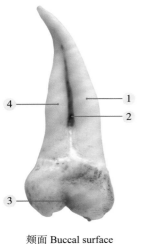

颊面 Buccal surface

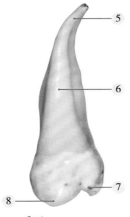

舌面 Lingual surface

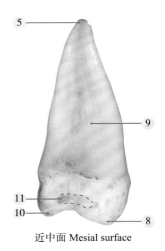

近中面 Mesial surface

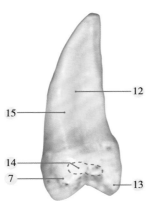

远中面 Distal surface

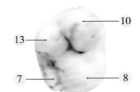

殆面 Occlusal surface

图 77　上颌第二磨牙(尖形单根)2nd molar of maxilla.Simple root of apiciform

1. 近中颊根 Mesial buccal root
2. 沟状凹陷 Groove concavity
3. 颊沟 Buccal groove
4. 远中颊根 Distal buccal root
5. 根尖 Root tip
6. 舌根 Lingual root
7. 远中舌尖 Distal lingual cusp
8. 近中舌尖 Mesial lingual cusp
9. 近中颊根与舌根融合面 Fusion surface of mesial buccal root and lingual root

10. 近中颊尖 Mesial buccal cusp
11. 近中面接触区 Mesial contact area
12. 沟状凹陷 Groove concavity
13. 远中颊尖 Distal buccal cusp
14. 远中面接触区 Distal contact area
15. 远中颊根与舌根融合面 Fusion surface of distal buccal root and lingual root

【1】近中颊根与舌根愈合;远中颊根与舌根愈合,愈合根较长,根横断面呈三角形。

【2】近、远两颊根之间有一较深较长的沟状凹陷。沟状凹陷一直延续到根尖部。

【3】融合根逐渐形成一尖锐的根尖,根尖弯向远中面。

2

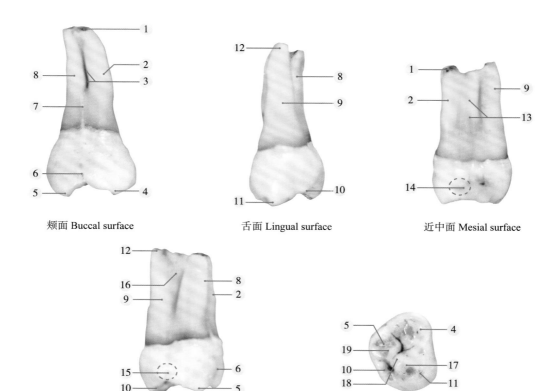

颊面 Buccal surface　　　　舌面 Lingual surface　　　　近中面 Mesial surface

远中面 Distal surface　　　　　　　殆面 Occlusal surface

图 78　上颌第二磨牙(三根融合)2nd molar of maxilla.Fusion of three roots

1. 根尖孔 Apical foramen
2. 近中颊根 Mesial buccal root
3. 沟状凹陷 Groove concavity
4. 近中颊尖 Mesial buccal cusp
5. 远中颊尖 Distal buccal cusp
6. 颊沟 Buccal groove
7. 根干 Root trunk
8. 远中颊根 Distal buccal root
9. 舌根 Lingual root
10. 远中舌尖 Distal lingual cusp
11. 近中舌尖 Mesial lingual cusp
12. 舌根根尖 Lingual root tip
13. 近中颊根与舌根融合部 Fusion part of mesial buccal root and lingual root
14. 近中面接触区 Mesial contact area
15. 远中面接触区 Distal contact area
16. 三根融合部 Fusion part of three roots
17. 近中舌尖三角嵴 Mesial lingual cusp triangular ridge
18. 斜嵴 Oblique ridge
19. 远中颊尖三角嵴 Distal buccal cusp triangular ridge

　　【1】上颌第二磨牙三根融合为单根的发生率为 14.1%。颊侧面有沟状凹陷,两颊根细于舌根。

　　【2】根近中面有长方形凹陷,远中面有一个三角形凹陷。根尖端呈三角形,有较粗的 3 个根尖孔。根横断面呈三角形。

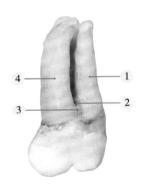

颊面 Buccal surface

舌面 Lingual surface

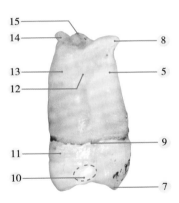

近中面 Mesial surface

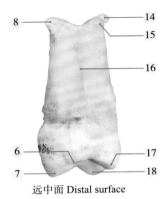

远中面 Distal surface

殆面 Occlusal surface

根面 Root surface

图 79 上颌第二磨牙（近远中颊根与舌根融合）2nd molar of maxilla.Fusion of mesial distal buccal root and lingual root

1. 近中颊根 Mesial buccal root
2. 根分叉 Root bifurcation
3. 根干 Root trunk
4. 远中颊根 Distal buccal root
5. 舌根 Lingual root
6. 远中舌尖 Distal lingual cusp
7. 近中舌尖 Mesial lingual cusp
8. 舌根根尖 Lingual root tip
9. 颈缘 Cervical margin
10. 近中面接触区 Mesial contact area
11. 颈嵴 Cervical ridge
12. 近中颊根与舌根融合部 Fusion part of

mesial buccal root and lingual root
13. 近中颊根 Mesial buccal root
14. 近中颊根尖 Mesial buccal root tip
15. 远中颊根尖 Distal buccal root tip
16. 远中颊根与舌根愈合部 Fusion part of distal buccal root and lingual root
17. 远中颊尖 Distal buccal cusp
18. 近中颊尖 Mesial buccal cusp
19. 近中沟 Mesial groove
20. 远中舌沟 Distal lingual groove
21. 颊沟 Buccal groove
22. 远中向 Distal groove

【1】近、远两颊根之间有较深的根尖距离，颊面根干较短，两颊根分别与舌根融合，融合两面均有明显的沟状凹陷。

【2】根面有 3 个弯形小根尖，分别弯向近中面、远中面和舌侧面。3 个弯尖长 2~3mm。

【3】根横断面呈"C"形。

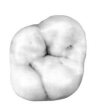

斜方形 Trapezium

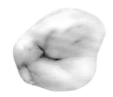

三角形 Triangles

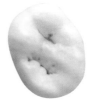

窄长形 Narrow shape

图80 上颌第二磨牙𬌗面的形态 Shapes of occlusal surface of 2nd molar of maxilla

【1】𬌗面斜嵴：不如第一磨牙明显，斜嵴较小，有远中沟越过。有时无有斜嵴。

【2】𬌗面：可分为斜方形、三角形和窄长形三种。

2

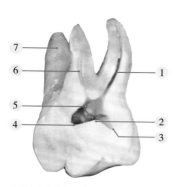

近远中向剖面（颊根）Section
through mesial surface and
distal surface.Buccal root

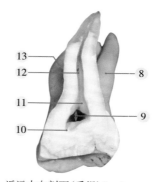

近远中向剖面（舌根）Section
through mesial surface and distal
surface.Lingual root

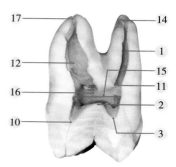

近中颊舌向剖面（近中颊
根）Section across cheek and
tongue.Mesial buccal root

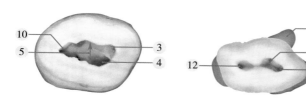

牙颈部横切面 Transverse section of dental neck

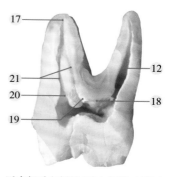

近中颊舌向剖面（近中颊根，双管占
30%）Section across cheek and tongue.
Mesial buccal root，bicanal 30%

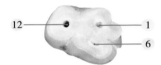

牙根部横切面（融合根，三管）
Transverse section of dental root.
Fusion root, tricanal

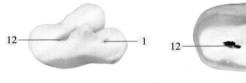

牙根部横切面（融合根，双管）Transverse section of dental root.Fusion root, bicanal

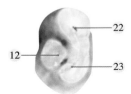

牙根部横切面（近远中颊根融合，双管）
Transverse section of dental root.Mesiodistal buccal root fusion, bicanal

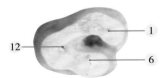

牙根部横切面（"C"形根，三管）Transverse section of dental root. "C" root, tricanal

图81 上颌第二磨牙牙髓腔的形态 Shapes of dental pulp cavity of 2nd molar of maxilla

1. 近中颊根管 Mesial buccal root canal
2. 髓室顶 Roof of pulp chamber
3. 近颊髓角 Mesial buccal pulp horn
4. 远颊髓角 Distal buccal pulp horn
5. 髓室近远中径 Mesial distal diameter of pulp chamber
6. 远颊根管 Distal buccal root canal
7. 舌根 Lingual root
8. 远中颊根 Distal buccal root
9. 髓室高度 Pulp chamber height
10. 近舌髓角 Mesial lingual pulp horn
11. 根管口 Root canal orifice
12. 舌根管 Lingual root canal
13. 近中颊根 Mesial buccal root
14. 近中颊根根尖孔 Apical foramen of mesial buccal root
15. 颊舌径 Buccal lingual diameter
16. 髓室 Pulp chamber
17. 舌根尖孔 Lingua apical foramen
18. 髓室底 Floor of pulp chamber
19. 近中颊根舌侧根管口 Lingual root canal orifice of mesial buccal root
20. 近中颊根颊侧根管口 Buccal root canal orifice of mesial buccal root
21. 近中颊根双管 Double roots canal of mesial buccal root
22. 颊根近中根管 Mesial root canal of buccal root
23. 颊根远中根管 Distal root canal of buccal root

【1】上颌第二磨牙牙髓腔形态与第一磨牙相近，但髓腔略小。

【2】上颌第二磨牙三根管占70.5%，四根管占25.3%，双根管占3%，单根管占1.2%。

【3】近颊根为双管或单双管者占30%；远颊根管和舌根管均为单根管。

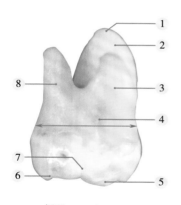

颊面 Buccal surface

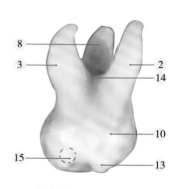

舌面 Lingual surface

近中面 Mesial surface

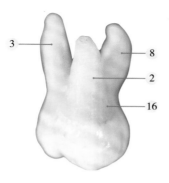

远中面 Distal surface

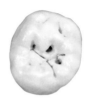

𬌗面 Occlusal surface

图 82　上颌第三磨牙（三根）3rd molar of maxilla.Three roots

1. 舌根根尖 Lingual root tip
2. 舌侧根 Lingual root
3. 近中颊根 Mesial buccal root
4. 根干 Root trunk
5. 近中颊尖 Mesial buccal cusp
6. 远中颊尖 Distal buccal cusp
7. 颊沟 Buccal groove
8. 远中颊根 Distal buccal root

9. 远中颊根尖 Distal buccal root tip
10. 颈缘 Cervical margin
11. 舌颈嵴 Lingual cervical ridge
12. 远中舌尖 Distal lingual cusp
13. 近中舌尖 Mesial lingual cusp
14. 根分叉 Root bifurcation
15. 近中面接触区 mesial contact area
16. 远中面 Distal surface

【1】上颌第三磨牙牙体全长 17.9mm、冠长 7.3mm、根长 10.6mm、冠宽 9.1mm、颈宽 7.3mm、冠厚 11.2mm、颈厚 10.3mm。

【2】平均萌出年龄,男性:18.38 岁;女性:18.71 岁。

【3】上颌第三恒磨牙钙化及牙冠、牙根发育完成时间:出生后 7~9 岁开始钙化;牙冠完成发育在 12~16 岁;牙根完成发育在 18~25 岁。

【4】上颌第三磨牙的形态变异较多,有终生不萌出者。标准形态与上颌第二磨牙相似,但牙冠小而根短。

【5】颊侧面宽于舌侧面,𬌗面呈圆三角形,牙尖、副沟多但不明显。

【6】上颌第三磨牙以融合根型居多,占 40.30%~72.32%,单根型占 13.50%~38.50%,双根

占 5.60%~15.18%。根数目和形态变化较大,根尖弯曲发生率为 62.54%。第三磨牙先天性缺失发生率为 25.7%。

【7】正常牙最大殆力均数,男性:左侧 45.8kg、右侧 45.5kg;女性:左侧 35.7kg、右侧 33.7kg。

【8】神经支配:上牙槽后神经。

【9】功能:磨细食物。

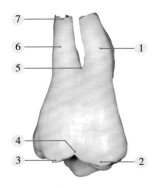

颊面 Buccal surface

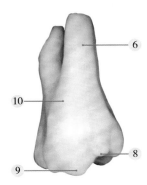

舌面 Lingual surface

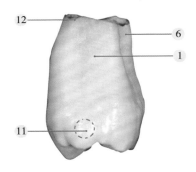

近中面 Mesial surface

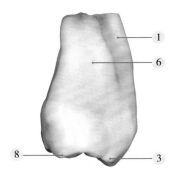

远中面 Distal surface

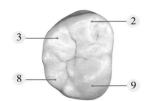

殆面 Occlusal surface

图 83 上颌第三磨牙(双根)3rd molar of maxilla.Double roots

1. 近中根 Mesial root
2. 近中颊尖 Mesial buccal cusp
3. 远中颊尖 Distal buccal cusp
4. 颊沟 Buccal groove
5. 根分叉 Root bifurcation
6. 远中根 Distal root
7. 远中根尖孔 Apical foramen of distal root
8. 远中舌尖 Distal lingual cusp
9. 近中舌尖 Mesial lingual cusp
10. 根干 Root trunk
11. 近中面接触区 Mesial contact area
12. 近中根尖孔 Apical foramen of mesial root

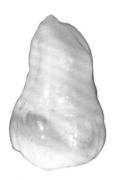

颊面 Buccal surface

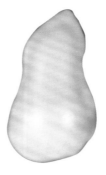

舌面 Lingual surface

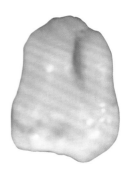

近中面 Mesial surface

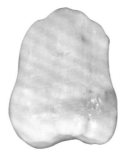

远中面 Distal surface

殆面 Occlusal surface

图84 上颌第三磨牙（单根）3rd molar of maxilla.Single root

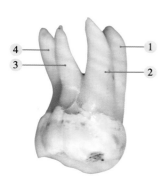

颊面 Buccal surface

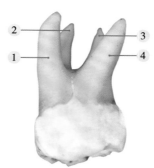

舌面 Lingual surface

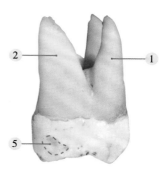

近中面 Mesial surface

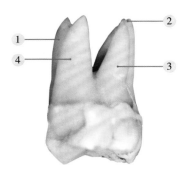

远中面 Distal surface　　　　　殆面 Occlusal surface　　　　　根面 Root surface

图 85　上颌第三磨牙（四根）3rd molar of maxilla.Four roots

1. 近舌根 Mesial lingual root　　　　4. 远舌根 Distal lingual root
2. 近颊根 Mesial buccal root　　　　5. 近中面接触区 Mesial contact area
3. 远颊根 Distal buccal root

2

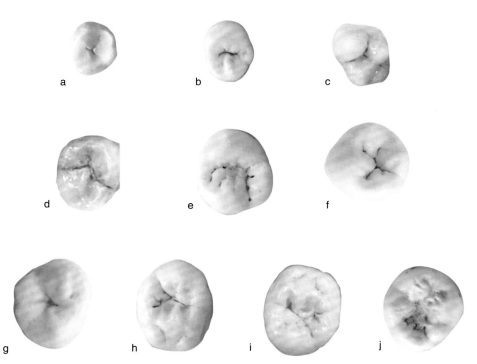

a　　　　　　b　　　　　　c

d　　　　　　e　　　　　　f

g　　　　　h　　　　　i　　　　　j

图 86　上颌第三磨牙殆面的形态 Shapes of occlusal surface of 3rd molar of maxilla

上颌第三磨牙𬌗面的形态变异较大,通常分为前磨牙型和多尖型。三牙尖型出现率为46.12%~56.25%;四牙尖型出现率为21.34%~30.10%;五牙尖型出现率为6.25%~8.25%;六牙尖型出现率为0.99%。

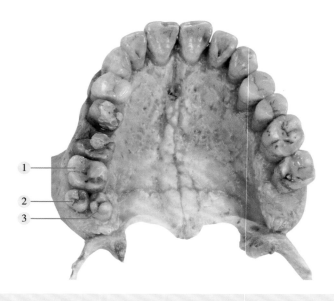

图 87　右上颌第三磨牙变异 Variation of 3rd molar of right maxilla

1. 第二磨牙 2nd molar
2. 颊侧第三磨牙 Buccal 3rd molar
3. 舌侧第三磨牙 Lingual 3rd molar

额外牙发生率为0.3%~3.8%,多发生在恒牙,其常见于切牙之间,本例为罕见的第三磨牙变异,在上颌右侧第三磨牙位置发现两个等大的第三磨牙。两牙位于牙槽突后端的颊侧和舌侧,牙冠圆滑,两磨牙呈颊舌向排列。两变异牙𬌗面与第二磨牙𬌗面相似。

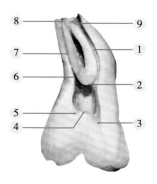

近远中向剖面(双根) Section through mesial surface and distal surface.Double roots

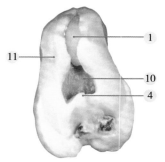

颊舌向剖面 Section across cheek and tongue

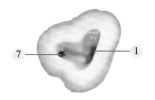

牙颈部横切面 Transverse section of dental neck

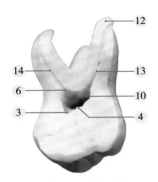

颊舌向剖面（近中颊根）Section
across cheek and tongue.Mesial
buccal root

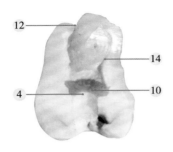

颊舌向剖面（融合根，双管）
Section across cheek and tongue.
Fusion root，bicanal

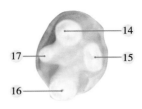

牙根部横切面（四根，四管）
Transverse section of dental
root.Four roots，four canal

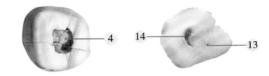

牙根部横切面（融合根，双管）Transverse section of
dental root.Fusion root，bicanal

图88	上颌第三磨牙牙髓腔的形态 Shapes of dental pulp cavity of 3rd molar of maxilla

1. 近中根管 Mesial root canal
2. 髓室底 Floor of pulp chamber
3. 近颊髓角 Mesial buccal pulp horn
4. 髓室顶 Roof of pulp chamber
5. 远颊髓角 Distal buccal pulp horn
6. 根管口 Root canal orifice
7. 远中根管 Distal root canal
8. 远中根尖孔 Apical foramen of distal root
9. 近中根尖孔 Apical foramen of mesial root
10. 髓室 Pulp chamber
11. 近中根 Mesial root
12. 舌根尖孔 Lingua apical foramen
13. 舌根管 Lingual root canal
14. 近颊根管 Mesial buccal root canal
15. 远颊根管 Distal buccal root canal
16. 远舌根管 Distal lingual root canal
17. 近舌根管 Mesial lingual root canal

【1】上颌第三磨牙髓腔是牙中变化最多的，主要髓室大、根管粗和髓角低。

【2】三根者髓室底多在牙根颈 1/3 或中 1/3；双根者多在牙根中 1/3；单根或融合根管者，髓腔多在根尖 1/3 处缩小成管。

【3】上颌第三磨牙三根管占 37.90%~68.71%，四根管占 6.80%~27.00%，单根管占 9.00%~ 27.00%。

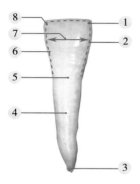

唇面 Labial surface

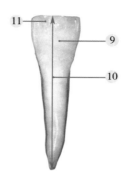

舌面 Lingual surface

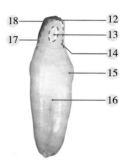

近中面 Mesial surface

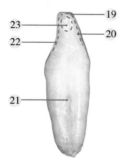

远中面 Distal surface

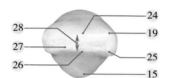

切端 Incisal end

图 89　下颌中切牙 Central incisor of mandible

1. 近中切角 Mesial incisal angle
2. 近中缘 Mesial margin
3. 根尖 Root tip
4. 牙根 Root of tooth
5. 颈缘 Cervical margin
6. 远中缘 Distal margin
7. 牙冠近远中径 Mesial distal diameter of crown
8. 远中切角 Distal incisal angle
9. 舌面窝 Lingual fossa
10. 牙体长轴 Long axis of tooth
11. 切嵴 Incisal ridge
12. 近舌切点角 Mesial lingual incise point angle
13. 近中面接触区 Mesial contact area
14. 近舌线角 Mesial lingual line angle
15. 舌面隆凸 Cingulum

16. 近中面长形凹陷 Long form concavity of mesial surface
17. 近唇线角 Mesial labial line angle
18. 近唇切点角 Mesial labial incise point angle
19. 远唇切点角 Distal labial incise point angle
20. 远唇线角 Distal labial line angle
21. 远中面长形凹陷 Long form concavity of distal surface
22. 远舌线角 Distal lingual line angle
23. 远中面接触区 Distal contact area
24. 唇切线角 Labial incise line angle
25. 远舌切点角 Distal lingual incise point angle
26. 切嵴 Incisal ridge
27. 舌切线角 Lingual incise line angle
28. 切端 Incisal end

【1】下颌中切牙体全长 19.9mm、冠长 9.0mm、根长 10.7mm、冠宽 5.4mm、颈宽 3.6mm、冠厚 5.7mm、颈厚 5.3mm。

【2】平均萌出年龄,男性:7.16 岁;女性:6.94 岁。

【3】下颌恒中切牙钙化及牙冠、牙根发育完成时间:出生后 3~4 个月开始钙化;牙冠完成发育在 4~5 岁;牙根完成发育在 9 岁。

【4】该牙是全口牙中最小的,牙体长轴与切端垂直,近中缘和远中缘对称长。

【5】近中切角和远中切角对称,近中面和远中面对称。

【6】牙冠宽度约为上颌中切牙的 2/3。

【7】牙根窄而扁、单根,较直,根远中面的长形凹陷较近中面略深,是鉴别左右侧的参考。

【8】正常牙最大殆力均数,男性:左侧 13.2kg、右侧 13.8kg;女性:左侧 11.4kg、右侧 11.4kg。

【9】神经支配:下牙槽神经。

【10】功能:切割食物、影响发音。

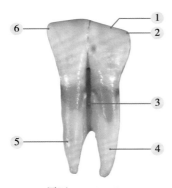

唇面 Labial surface

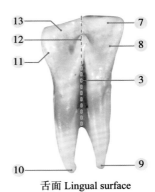

舌面 Lingual surface

图90　中切牙与侧切牙(融合牙)Fusion of central incisor and lateral incisor

1. 切缘 Incisal edge
2. 远中切角 Distal incisal angle
3. 融合部 Fusion part
4. 侧切牙根 Root of lateral incisor
5. 中切牙根 Root of central incisor
6. 近中切角 Mesial incisal angle
7. 中切牙切嵴 Incisal ridge of central incisor
8. 近中边缘嵴 Mesial marginal ridge
9. 中切牙根尖 Root tip of central incisor
10. 侧切牙根尖 Root tip of lateral incisor
11. 远中边缘嵴 Distal marginal ridge
12. 舌面隆凸 Cingulum
13. 侧切牙切嵴 Incisal ridge of lateral incisor

融合牙:是牙发育期两个牙融合在一起发育,表现为完全融合或不完全融合,常由压力或遗传因素导致。病理形态:巨牙(完全融合),双冠畸形(不完全融合)。

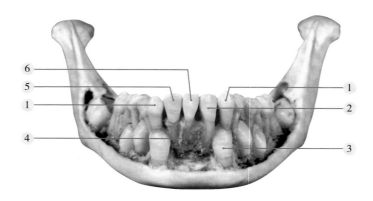

图 91　下颌中切牙先天性缺如 Congenital absence of central incisor of mandible

1. 乳尖牙 Canine deciduous tooth
2. 左恒侧切牙 Left permanent lateral incisor
3. 恒尖牙胚 Permanent dental germ of canine tooth
4. 颏联合 Symphysis mentalis
5. 右恒侧切牙 Right permanent lateral incisor
6. 左恒中切牙 Left permanent central incisor

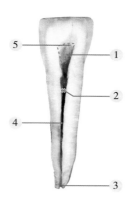

近远中向剖面 Section through mesial surface and distal surface

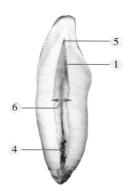

唇舌向剖面 Section across lip and tongue

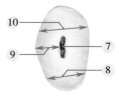

牙颈部横切面 Transverse section of dental neck

图 92　下颌中切牙牙髓腔的形态 Shapes of dental pulp cavity of central incisor of mandible

1. 髓室 Pulp chamber
2. 根管近远中径 Mesial distal diameter of root canal
3. 根尖孔 Apical foramen
4. 根管 Root canal
5. 髓室顶 Roof of pulp chamber
6. 根管唇舌径 Labial lingual diameter of root canal
7. 椭圆形根管 Oval canal
8. 根舌侧面近远中径 Mesial distal diameter of lingual surface of root
9. 根管近中壁 Mesial wall of root canal
10. 根唇侧面近远中径 Mesial to distal diameter of labial surface of root

【1】下颌中切牙髓腔体积最小,唇舌径>近远中径,近远中剖面髓室呈三角形,三角形底为髓室顶,接近牙冠中 1/3。

【2】根管多为窄而扁的单根管,分为唇舌两根管者约占 10%。

【3】根中部横断,根管呈椭圆或圆形。

【4】根管近远中径较窄,平牙根中部近中壁厚仅 1.2mm,远中壁有 1.1mm。根管预备时,应注意厚度,避免侧穿。

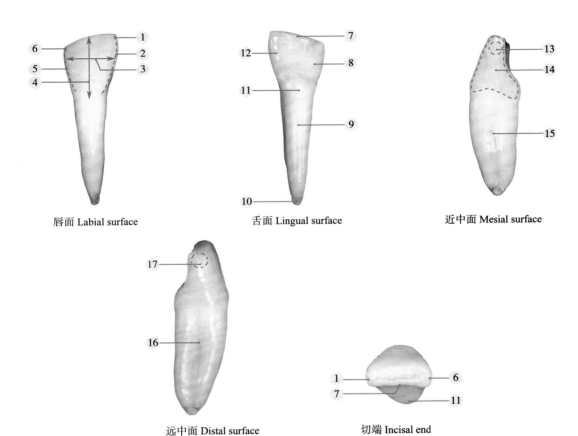

唇面 Labial surface　　　　舌面 Lingual surface　　　　近中面 Mesial surface

远中面 Distal surface　　　　切端 Incisal end

图 93　下颌侧切牙 Lateral incisor of mandible

1. 近中切角 Mesial incisal angle
2. 近中缘 Mesial margin
3. 近远中径 Mesiodistal diameter
4. 切颈径 Diameter of incise to neck
5. 远中缘 Distal margin
6. 远中切角 Distal incisal angle
7. 切嵴 Incisal ridge
8. 远中边缘嵴 Distal marginal ridge
9. 牙根 Root of tooth
10. 根尖 Root tip

11. 舌面隆凸 Cingulum
12. 近中边缘嵴 Mesial marginal ridge
13. 近中面接触区 Mesial contact area
14. 冠邻面三角形 Triangle proximal surface of dental crown
15. 近中面长形凹陷(浅)Long form concavity of mesial surface
16. 远中面长形凹陷(深)Long form concavity of distal surface
17. 远中面接触区 Distal contact area

2

【1】下颌侧切牙牙体全长 21.0mm、冠长 9.5mm、根长 11.5mm、冠宽 6.1mm、颈宽 4.0mm、冠厚 6.2mm、颈厚 5.9mm。

【2】平均萌出年龄，男性：7.96 岁；女性：7.68 岁。

【3】下颌恒侧切牙钙化及牙冠、牙根发育完成时间：出生后 3~4 个月开始钙化；牙冠完成发育在 4~5 岁；牙根完成发育在 10 岁。

【4】下颌侧切牙与下颌中切牙相似，但体积大于下颌中切牙。牙冠宽于下颌中切牙，冠不对称。

【5】远中切角较近中切角圆钝，邻面约呈三角形。近中面接触区位于切 1/3 近切角处。

【6】牙根为扁圆形单根，长于下颌中切牙，根尖略偏向远中。

【7】正常牙最大殆力均数，男性：左侧 11.6kg、右侧 13.8kg；女性：左侧 11.4kg、右侧 11.6kg。

【8】神经支配：下牙槽神经。

【9】功能：切割食物、影响发音。

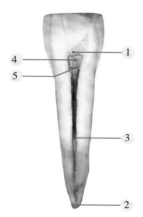

近远中向剖面 Section through mesial surface and distal surface

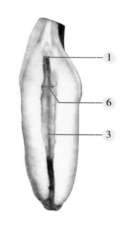

唇舌向剖面 Section across lip and tongue

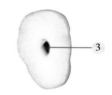

牙颈部横切面 Transverse section of dental neck

图 94　下颌侧切牙牙髓腔的形态 Shapes of dental pulp cavity of lateral incisor of mandible

1. 髓室顶 Roof of pulp chamber
2. 根尖孔 Apical foramen
3. 根管 Root canal
4. 髓室 Pulp chamber
5. 近远中径 Mesial distal diameter
6. 唇舌径 Labial lingual diameter

下颌侧切牙髓腔大于下颌中切牙髓腔，髓腔近远中径较小，唇舌径较大。下颌侧切牙多为单根，根管横切面呈椭圆形。

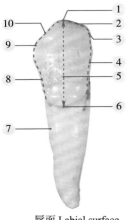

唇面 Labial surface

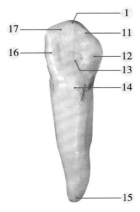

舌面 Lingual surface

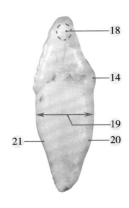

近中面 Mesial surface

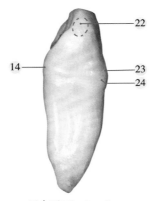

远中面 Distal surface

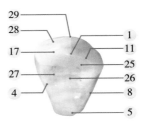

切端 Incisal end

图 95　下颌尖牙 Canine tooth of mandible

1. 牙尖 Dental cusp
2. 近中斜缘 Mesial inclined margin
3. 近中切角 Mesial incisal angle
4. 近中缘 Mesial margin
5. 切颈径 Diameter of incise to neck
6. 颈缘 Cervical margin
7. 根远中缘 Distal margin of root
8. 远中缘 Distal margin
9. 远中切角 Distal incisal angle
10. 远中斜缘 Distal inclined margin
11. 远中牙尖嵴 Distal cusp ridge
12. 远中边缘嵴 Distal marginal ridge
13. 舌轴嵴 Lingual axial ridge
14. 舌面隆凸 Cingulum
15. 根尖 Root tip
16. 近中边缘嵴 Mesial marginal ridge
17. 近中牙尖嵴 Mesial cusp ridge
18. 近中面接触区 Mesial contact area
19. 牙根唇舌径 Labial lingual diameter of root
20. 牙根舌缘 Lingual margin
21. 牙根唇缘 Labial margin
22. 远中面接触区 Distal contact area
23. 唇缘 Labial margin
24. 唇颈嵴 Labial cervical ridge
25. 远中舌面窝 Distal lingual fossa
26. 舌轴嵴 Lingual axial ridge
27. 近中舌面窝 Mesial lingual fossa
28. 近唇斜面 Mesial labial inclined surface
29. 唇轴嵴 Labial axial ridge

【1】下颌尖牙牙体全长 24.6mm、冠长 11.1mm、根长 13.5mm、冠宽 7.0mm、颈宽 5.5mm、冠厚 7.9mm、颈厚 7.5mm。

【2】平均萌出年龄,男性:10.92 岁;女性:9.97 岁。

【3】下颌恒尖牙钙化及牙冠、牙根发育完成时间:出生后 4~5 个月开始钙化;牙冠完成发育在 6~7 岁;牙根完成发育在 12~14 岁。

【4】下颌尖牙与上颌尖牙形态相似,较上颌尖牙窄而薄,牙冠窄而细长,牙体细长。

【5】牙冠唇侧面为窄长五边形,切颈径大于近远中径。近中缘最长,与牙体长轴接近平行,远中缘较短,切缘由近远中斜缘组成。牙冠与牙根两者的近中缘相续约呈直线。近远斜缘的夹角大于 90°。舌侧面小于唇侧面,略凹。

【6】牙尖顶偏于近中,牙尖不如上颌尖牙明显。

【7】牙根为扁圆、细长的单根,近远中根面有浅的长形凹陷,根尖略偏向远中。

【8】正常牙最大𬌗力均数,男性:左侧 20.8kg、右侧 21.5kg;女性:左侧 17.5kg、右侧 17.7kg。

【9】神经支配:下牙槽神经。

【10】功能:辅助撕裂、刺穿及捣碎食物。

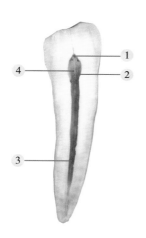

近远中向剖面 Section through mesial surface and distal surface

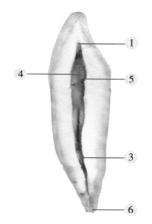

唇舌向剖面 Section across lip and tongue

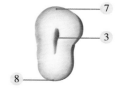

牙颈部横切面 Transverse section of dental neck

图 96　下颌尖牙牙髓腔的形态 Shapes of dental pulp cavity of canine tooth of mandible

1. 髓角 Pulp horn	5. 唇舌径 Labial lingual diameter
2. 近远中径 Mesial distal diameter	6. 根尖孔 Apical foramen
3. 根管 Root canal	7. 颊侧面 Buccal surface
4. 髓室 Pulp chamber	8. 舌侧面 Lingual surface

【1】下颌尖牙牙髓腔唇舌向剖面,唇舌径宽大。

【2】近远中向剖面的髓腔较窄,髓角圆钝,近牙冠中 1/3 处,髓腔在髓角以下至牙根中部一段略宽。

【3】冠颈部和牙根颈部的髓腔最宽大。

【4】根管为双根管者占 4%，根尖孔多位于根尖顶。

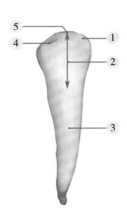

颊面 Buccal surface

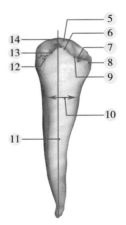

舌面 Lingual surface

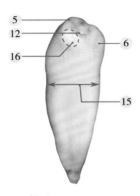

邻面 Proximal surface

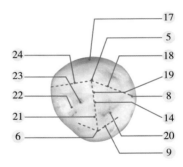

𬌗面 Occlusal surface

| 图 97 | 下颌第一前磨牙示意图 Diagram of 1st premolar of mandible |

1. 近中斜缘 Mesial inclined margin
2. 颈𬌗径 Diameter of neck occlusion
3. 牙根 Root of tooth
4. 远中斜缘 Distal inclined margin
5. 颊尖 Buccal cusp
6. 舌尖 Lingual cusp
7. 远中窝 Distal fossa
8. 远中边缘嵴 Distal marginal ridge
9. 远中舌尖嵴 Distal lingual cusp ridge
10. 根舌面近远中径 Mesial distal diameter of lingual surface of root
11. 牙体长轴线 Long axis line of tooth
12. 近中边缘嵴 Mesial marginal ridge
13. 近中舌尖嵴 Mesial lingual cusp ridge
14. 横嵴 Transverse ridge
15. 根颊舌径 Diameter of buccal lingual of root
16. 接触区 Contact area
17. 颊轴嵴 Buccal axial ridge
18. 远中颊尖嵴 Distal buccal cusp ridge
19. 颊尖三角嵴 Buccal cusp triangular ridge
20. 远中点隙 Distal pit
21. 舌尖三角嵴 Lingual cusp triangular ridge
22. 近中沟 Mesial groove
23. 近中点隙 Mesial pit
24. 近中颊尖嵴 Mesial buccal cusp ridge

【1】下颌第一前磨牙全长 20.09mm、冠长 8.7mm、根长 12.3mm、冠宽 7.1mm、颈宽 4.9mm、冠厚 7.9mm、颈厚 6.9mm。

【2】平均萌出年龄,男性:10.87 岁;女性:10.32 岁。

【3】下颌第一前恒磨牙钙化及牙冠、牙根发育完成时间:出生后 $1\frac{3}{4}$~$2\frac{1}{2}$ 岁开始钙化;牙冠完成发育 5~6 岁;牙根完成发育 12~13 岁。

【4】牙冠颊侧面向舌侧倾斜显著,颊尖高、长、大、尖锐,偏向近中,颊尖居牙体长轴上。

【5】舌侧面较短小,仅有颊侧面的 1/2,舌尖小于颊尖。近远中面接触区靠近𬌗缘偏向颊侧。

【6】𬌗面似卵圆形,颊侧宽于舌侧。颊、舌二尖偏向近中。颊尖三角嵴和舌尖三角嵴相连横过𬌗面形成横嵴,横嵴是该牙的重要解剖标志。横嵴越过𬌗面,将𬌗面分成一个较小的近中窝和一较大的远中窝,两窝均呈三角形。近中窝<远中窝,颊舌径>近远中径。单根扁而细长,颊侧面宽于舌侧面。

【7】正常牙最大𬌗力均数,男性:左侧 29.0kg、右侧 28.0kg;女性:左侧 24.8kg、右侧 24.7kg。

【8】神经支配:下牙槽神经。

【9】功能:捣碎食物。

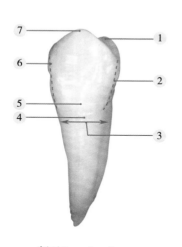

颊面 Buccal surface

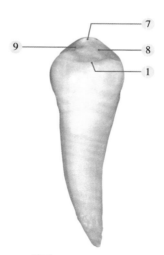

舌面 Lingual surface

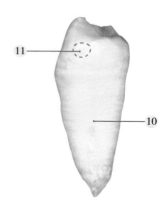

近中面 Mesial surface

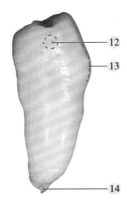

远中面 Distal surface

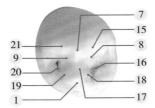

骀面 Occlusal surface

图 98 下颌第一前磨牙 1st premolar of mandible

1. 舌尖 Lingual cusp
2. 近中缘 Mesial margin
3. 根颊侧面近远中径 Mesial distal diameter of buccal surface of root
4. 颈缘 Cervical margin
5. 颊颈嵴 Buccocervical ridge
6. 远中缘 Distal margin
7. 颊尖 Buccal cusp
8. 颊尖远舌斜面 Distal lingual inclined surface of buccal cusp
9. 颊尖近舌斜面 Mesial lingual inclined surface of buccal cusp
10. 近中面 Mesial surface

11. 近中面接触区 Mesial contact area
12. 远中面接触区 Distal contact area
13. 颊缘 Buccal margin
14. 根尖 Root tip
15. 远中颊尖嵴 Distal buccal cusp ridge
16. 远中窝 Distal fossa
17. 横嵴 Transverse ridge
18. 舌尖远颊斜面 Distal buccal inclined surface of lingual cusp
19. 舌尖近颊斜面 Mesial buccal inclined surface of lingual cusp
20. 近中窝 Mesial fossa
21. 近中颊尖嵴 Mesial buccal cusp ridge

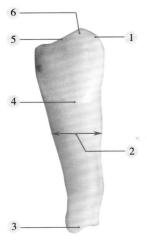

颊面 Buccal surface

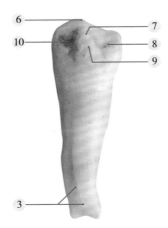

舌面 Lingual surface

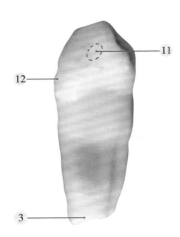

近中面 Mesial surface

2

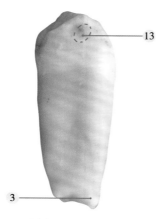

远中面 Distal surface

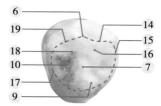

殆面 Occlusal surface

图 99 下颌第一前磨牙（根分叉痕迹）1st premolar of mandible.Vestige of root bifurcation

1. 近中斜缘 Mesial inclined margin
2. 根颊侧面近远中径 Mesial distal diameter of buccal surface of root
3. 根分叉痕迹 Vestige of root bifurcation
4. 颈缘 Cervical margin
5. 远中斜缘 Distal inclined margin
6. 颊尖 Buccal cusp
7. 横嵴 Transverse ridge
8. 远中窝 Distal fossa
9. 舌尖 Lingual cusp
10. 近中窝 Mesial fossa
11. 近中面接触区 Mesial contact area
12. 颊颈嵴 Buccocervical ridge
13. 远中面接触区 Distal contact area
14. 远中牙尖嵴 Distal cusp ridge
15. 远中边缘嵴 Distal marginal ridge
16. 颊尖远舌斜面 Distal lingual inclined surface of buccal cusp
17. 近中边缘嵴 Mesial marginal ridge
18. 颊尖近舌斜面 Mesial lingual inclined surface of buccal cusp
19. 近中牙尖嵴 Mesial cusp ridge

【1】牙根颊侧面宽于舌侧面,横断面呈椭圆形。

【2】近中面有明显凹陷,根端呈 2~3mm 的粗糙面,有凸起的分叉痕迹。

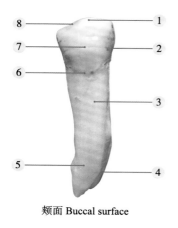

颊面 Buccal surface

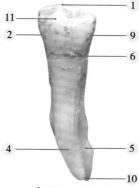

舌面 Lingual surface

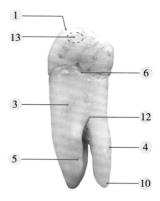

近中面 Mesial surface

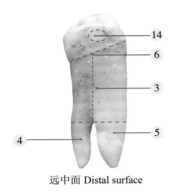

远中面 Distal surface

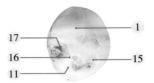

殆面 Occlusal surface

图 100 下颌第一前磨牙（双根）1st premolar of mandible.Double roots

1. 颊尖 Buccal cusp
2. 近中缘 Mesial margin
3. 根干 Root trunk
4. 舌根 Lingual root
5. 颊根 Buccal root
6. 颈缘 Cervical margin
7. 颊轴嵴 Buccal axial ridge
8. 远中斜缘 Distal inclined margin
9. 远中缘 Distal margin

10. 根尖 Root tip
11. 舌尖 Lingual cusp
12. 根分叉 Root bifurcation
13. 近中面接触区 Mesial contact area
14. 远中面接触区 Distal contact area
15. 远中窝 Distal fossa
16. 横嵴 Transverse ridge
17. 近中窝 Mesial fossa

【1】颊根大于舌根，根干长于两根，根弯向远中。

【2】双根横断面，舌根呈圆形，颊根为三角形。

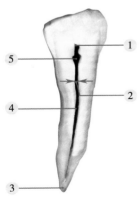

近远中向剖面 Section through
mesial surface and distal surface

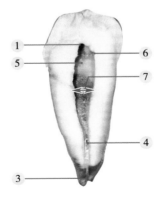

颊舌向剖面 Section across
cheek and tongue

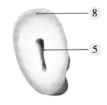

牙颈部横切面 Transverse
section of dental neck

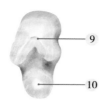

牙根部横切面（双根，双管）Transverse
section of dental root.Double roots, bicanal

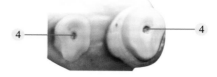

牙根部横切面（单根，单管）Transverse
section of dental root.Single root, single canal

图 101 下颌第一前磨牙牙髓腔的形态 Shapes of dental pulp cavity of 1st premolar of mandible

1. 颊髓角 Buccal pulp horn
2. 根管近远中径 Mesial distal diameter of root canal
3. 根尖孔 Apical foramen
4. 根管 Root canal
5. 髓室 Pulp chamber
6. 舌髓角 Lingual pulp horn
7. 根管颊舌径 Buccal lingual diameter of root canal
8. 根颊面 Buccal surface of root
9. 颊根管 Buccal root canal
10. 舌根管 Lingual root canal

【1】下颌第一前磨牙髓腔近远中剖面,髓室似尖牙并狭窄。颊尖至颊髓角距离(4.68±0.50)mm。

【2】颊舌向剖面髓角特长,舌侧髓角短圆而不明显,髓腔多在根尖1/3处移行为根管的占83%;根中部形成双管或单双管约占17%。

【3】牙颈部横切面:髓室呈圆形,颊舌径大于近远中径,若为双根管,颊舌两根管呈长圆形。

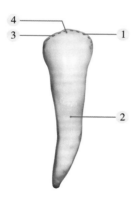

颊面 Buccal surface

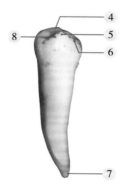

舌面 Lingual surface

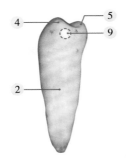

邻面 Adjacent surface

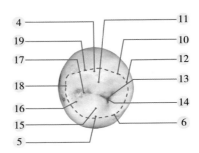

𬌗面（"H"形）Occlusal
surface. "H" shaped

图 102 下颌第二前磨牙示意图 Diagram of 2nd premolar of mandible

1. 近中斜缘 Mesial inclined margin
2. 牙根 Root of tooth
3. 远中斜缘 Distal inclined margin
4. 颊尖 Buccal cusp
5. 舌尖 Lingual cusp
6. 远中舌尖嵴 Distal lingual cusp ridge
7. 根尖 Root tip
8. 近中舌尖嵴 Mesial lingual cusp ridge
9. 接触区 Contact area
10. 远中牙尖嵴 Distal cusp ridge
11. 颊尖三角嵴 Buccal cusp triangular ridge
12. 远中边缘嵴 Distal marginal ridge
13. 远中窝 Distal fossa
14. 远中点隙 Distal pit
15. 舌尖三角嵴 Lingual cusp triangular ridge
16. 近中窝 Mesial fossa
17. 近中点隙 Mesial pit
18. 近中边缘嵴 Mesial marginal ridge
19. 近中牙尖嵴 Mesial cusp ridge

【1】下颌第二前磨牙全长 20.5mm、冠长 7.9mm、根长 12.6mm、冠宽 7.1mm、颈宽 4.9mm、冠厚 8.3mm、颈厚 7.0mm。

【2】平均萌出年龄，男性：11.02 岁；女性：10.62 岁。

【3】下颌第二前恒磨牙钙化及牙冠、牙根发育完成时间：出生后 $2\frac{1}{4}$~$2\frac{1}{2}$ 岁开始钙化；牙冠完成发育在 6~7 岁；牙根完成发育在 13~14 岁。

【4】下颌第二前磨牙较下颌第一前磨牙体积大。牙冠外形方圆，牙冠的厚度、宽度和高度相近，颊舌侧面大小约相等。如有两个舌尖者，舌侧面宽于颊侧面，两舌尖之间有舌面沟通过。三尖型：近中舌尖大于远中舌尖、颊尖＞远舌尖。二尖型：颊尖＞舌尖，两尖偏向近中。

【5】近远中面接触区靠近𬌗缘偏颊侧。

【6】牙根为扁圆单根，近中面无分叉痕迹，根尖略偏远中。

【7】正常牙最大𬌗力均数，男性：左侧 36.4kg、右侧 36.7kg；女性：左侧 30.9kg、右侧 30.9kg。

【8】神经支配：下牙槽神经。

【9】功能：捣碎食物。

2

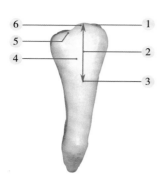

颊面 Buccal surface

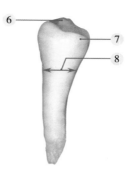

舌面 Lingual surface

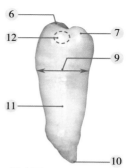

近中面 Mesial surface

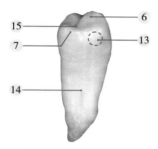

远中面 Distal surface

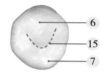

𬌗面（"U"形）Occlusal
surface. "U" shaped

图 103 下颌第二前磨牙 2nd premolar of mandible

1. 近中斜缘 Mesial inclined margin
2. 𬌗颈径 Occlusal neck diameter
3. 颈缘 Cervical margin
4. 颊轴嵴 Buccal axial ridge
5. 远中斜缘 Distal inclined margin
6. 颊尖 Buccal cusp
7. 舌尖 Lingual cusp
8. 牙根近远中径 Mesial distal diameter of root

9. 牙根颊舌径 Buccal lingual diameter of root
10. 根尖 Root tip
11. 近中面 Mesial surface
12. 近中面接触区 Mesial contact area
13. 远中面接触区 Distal contact area
14. 长形凹陷 Long form concavity
15. "U"形发育沟 "U" shaped developmental groove

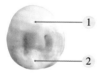

"H"形发育沟 "H" shaped
developmental groove

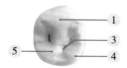

"Y"形发育沟 "Y" shaped
developmental groove

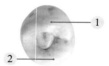

"U"形发育沟 "U" shaped
developmental groove

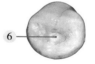

畸形中央尖 Central cusp of
deformity

图 104 下颌第二前磨牙𬌗面的形态 Shapes of occlusal surface of 2nd premolar of mandible

1. 颊尖 Buccal cusp
2. 舌尖 Lingual cusp
3. 舌沟 Lingual groove
4. 远中舌尖 Distal lingual cusp

5. 近中舌尖 Mesial lingual cusp
6. 中央尖 Central cusp

下颌第二前磨牙𬌗面分型：两尖形的发育沟呈"H"形𬌗面占 42.1%；"U" 形𬌗面占 26.8%。三尖形发育沟呈"Y"形𬌗面占 31.1%；另一种𬌗面中央可见一小牙尖，称为畸形中央尖或称中央尖。

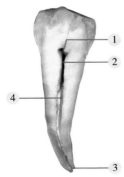

近远中向剖面 Section through mesial surface and distal surface

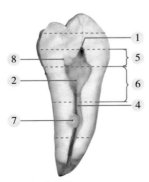

颊舌向剖面 Section across cheek and tongue

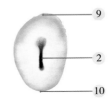

牙颈部横切面 Transverse section of dental neck

图 105　下颌第二前磨牙牙髓腔的形态 Shapes of dental pulp cavity of 2nd premolar of mandible

1. 颊髓角 Buccal pulp horn
2. 髓室 Pulp chamber
3. 根尖孔 Apical foramen
4. 根管 Root canal
5. 冠颈 1/3 Crown neck 1/3
6. 根颈 1/3 Root neck 1/3
7. 釉珠 Enamel pearl
8. 舌髓角 Lingual pulp horn
9. 颊面 Buccal surface
10. 舌面 Lingual surface

【1】下颌第二前磨牙髓腔形态近似于第一前磨牙。

【2】颊舌向剖面观，颊舌侧二髓角较明显，颊髓角＞舌髓角，两者均位于牙冠颈 1/3 处。髓室在牙冠颈 1/3 和牙根颈 1/3 处较大。

【3】颊侧近远中向剖面的髓室、根管都较狭窄。

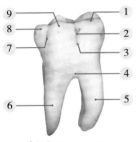

颊面 Buccal surface

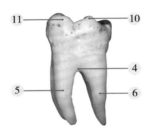

舌面 Lingual surface

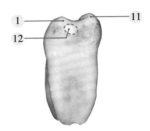

邻面 Adjacent surface

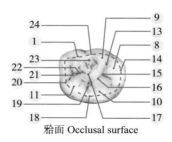

殆面 Occlusal surface

图 106 下颌第一磨牙示意图 Diagram of 1st molar of mandible

1. 近中颊尖 Mesial buccal cusp
2. 颊沟 Buccal groove
3. 颊面点隙 Buccal surface pit
4. 根分叉 Root bifurcation
5. 近中根 Mesial root
6. 远中根 Distal root
7. 远颊沟 Distal buccal groove
8. 远中尖 Distal cusp
9. 远中颊尖 Mesial buccal cusp
10. 远中舌尖 Distal lingual cusp
11. 近中舌尖 Mesial lingual cusp
12. 接触区 Contact area
13. 远中颊沟 Distal buccal groove
14. 远殆边缘嵴 Distal occlusion marginal ridge
15. 远中窝 Distal fossa
16. 远中沟 Distal groove
17. 中央窝 Central fossa
18. 舌殆边缘嵴 Lingual occlusion marginal ridge
19. 舌沟 Lingual groove
20. 近殆边缘嵴 Mesial occlusion marginal ridge
21. 近中窝 Mesial fossa
22. 近中沟 Mesial groove
23. 颊沟 Buccal groove
24. 颊殆边缘嵴 Buccal occlusion marginal ridge

【1】下颌第一磨牙全长 20.5mm、冠长 7.6mm、根长 12.9mm、冠宽 11.2mm、颈宽 8.9mm、冠厚 10.5mm、颈厚 8.6mm。

【2】平均萌出年龄,男性:7.39 岁;女性:7.22 岁。

【3】下颌第一恒磨牙钙化及牙冠、牙根发育完成时间:出生时开始钙化;牙冠完成发育在 $2\frac{1}{2}$~3 岁;牙根完成发育在 9~10 岁。

【4】下颌第一磨牙是恒牙中萌出最早、下颌牙弓中体积最大的牙。殆面的尖、嵴、沟、窝、斜面是最多的牙,外形轮廓略似长方形。

【5】牙冠长方形,宽度>厚度。颊侧面呈梯形,近远中径>殆颈径,殆缘长于颈缘。

【6】舌面<颊面,远中面<近中面,外形呈梯形。

【7】殆面呈长方形,有四条边缘嵴围成,颊殆边缘嵴>舌殆边缘嵴;远殆边缘嵴<近殆边缘嵴。

【8】可见 5 个尖、5 条三角嵴和 3 个窝。近中颊尖>远中颊尖>近中舌尖>远中舌尖≥远中尖。

【9】牙尖高度,近中舌尖>远中舌尖>近中颊尖>远中颊尖>远中尖。

【10】远中颊尖三角嵴最大,远中舌尖三角嵴最小。

【11】中央窝位于 4 个牙尖三角嵴汇聚处。近中窝小,位于近中沟末端。远中窝大,位于远中沟末端。

【12】双根扁而厚,近中根>远中根,根尖弯向远中,两根间距大于第二磨牙的间距。

【13】远中根偶分为颊、舌两根，远中舌根短小，约占 22%。

【14】正常牙最大骀力均数，男性：左侧 48.0kg、右侧 48.3kg；女性：左侧 41.3kg、右侧 42.3kg。

【15】神经支配：下牙槽神经。

【16】功能：磨细食物。

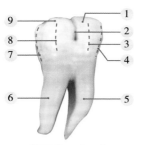
颊面 Buccal surface

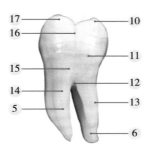
舌面 Lingual surface

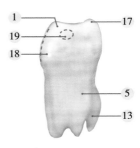
近中面 Mesial surface

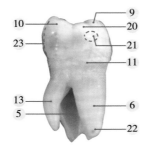
远中面 Distal surface

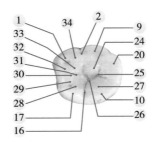
骀面 Occlusal surface

图 107　下颌第一磨牙（三根）1st molar of mandible.Three roots

1. 近中颊尖 Mesial buccal cusp
2. 颊沟 Buccal groove
3. 近中颊轴嵴 Mesial buccal axial ridge
4. 近中缘 Mesial margin
5. 近中根 Mesial root
6. 远中颊根 Distal buccal root
7. 远中缘 Distal margin
8. 远中颊轴嵴 Distal buccal axial ridge
9. 远中颊尖 Distal buccal cusp
10. 远中舌尖 Distal lingual cusp
11. 颈缘 Cervical margin
12. 根分叉 Root bifurcation
13. 远中舌根 Distal lingual root
14. 舌面 Lingual surface
15. 根干 Root trunk
16. 舌沟 Lingual groove
17. 近中舌尖 Mesial lingual cusp
18. 颊颈嵴 Buccocervical ridge
19. 近中面接触区 Mesial contact area
20. 远中尖 Distal cusp
21. 远中面接触区 Distal contact area
22. 根尖 Root tip
23. 舌缘 Lingual margin
24. 远中颊尖三角嵴 Distal buccal cusp triangular ridge
25. 远中点隙 Distal pit
26. 中央点隙 Center pit
27. 远中舌尖三角嵴 Distal lingual cusp triangular ridge
28. 近中舌尖三角嵴 Mesial lingual cusp triangular ridge
29. 近中舌尖近颊斜面 Mesial buccal inclined surface of mesial lingual cusp
30. 近中点隙 Mesial pit
31. 近中沟 Mesial groove
32. 近中颊尖近舌斜面 Mesial lingual inclined surface of mesial buccal cusp
33. 近中颊尖三角嵴 Mesial buccal cusp triangular ridge
34. 近中颊尖远舌斜面 Distal lingual inclined surface of mesial buccal cusp

2

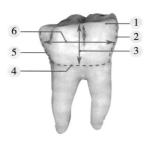

颊面 Buccal surface

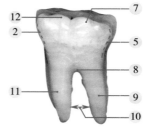

舌面 Lingual surface

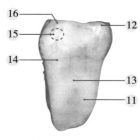

近中面 Mesial surface

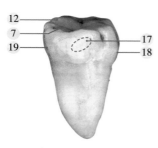

远中面 Distal surface

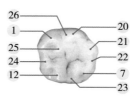

𬌗面 Occlusal surface

图 108　下颌第一磨牙（双根）1st molar of mandible.Double roots

1. 近中颊尖 Mesial buccal cusp
2. 近中缘 Mesial margin
3. 𬌗颈径 Occlusal neck diameter
4. 颈缘 Cervical margin
5. 远中缘 Distal margin
6. 近远中径 Mesial distal diameter
7. 远中舌尖 Distal lingual cusp
8. 根分叉 Root bifurcation
9. 远中根 Distal root
10. 根间距 Root interval
11. 近中根 Mesial root
12. 近中舌尖 Mesial lingual cusp
13. 长形凹陷 Long form concavity
14. 颈缘 Cervical margin

15. 近中面接触区 Mesial contact area
16. 近中颊尖 Mesial buccal cusp
17. 远中面接触区 Distal contact area
18. 颊颈嵴 Buccocervical ridge
19. 舌缘 Lingual margin
20. 远中颊尖 Distal buccal cusp
21. 远中尖 Distal cusp
22. 远𬌗边缘嵴 Distal occlusion marginal ridge
23. 舌𬌗边缘嵴 Lingual occlusion marginal ridge
24. 近𬌗边缘嵴 Mesial occlusion marginal ridge
25. 近中颊尖三角嵴 Mesial buccal cusp triangular ridge
26. 颊𬌗边缘嵴 Buccal occlusion marginal ridge

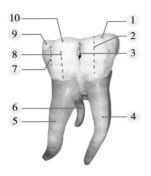

颊面 Buccal surface

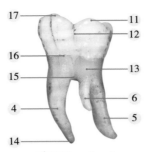

舌面 Lingual surface

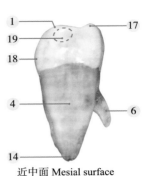

近中面 Mesial surface

远中面 Distal surface

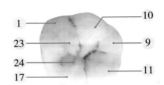

𬌗面 Occlusal surface

图 109 下颌第一磨牙（远中舌根）1st molar of mandible.Distal lingual root

1. 近中颊尖 Mesial buccal cusp
2. 近中颊轴嵴 Mesial buccal axial ridge
3. 颊沟 Buccal groove
4. 近中根 Mesial root
5. 远中颊根 Distal buccal root
6. 远中舌根 Distal lingual root
7. 远中颊沟 Distal buccal groove
8. 远中颊轴嵴 Distal buccal axial ridge
9. 远中尖 Distal cusp
10. 远中颊尖 Distal buccal cusp
11. 远中舌尖 Distal lingual cusp
12. 舌沟 Lingual groove
13. 根干 Root trunk

14. 根尖 Root tip
15. 根分叉 Root bifurcation
16. 颈缘 Cervical margin
17. 近中舌尖 Mesial lingual cusp
18. 颊颈嵴 Buccocervical ridge
19. 近中面接触区 Mesial contact area
20. 颊缘 Buccal margin
21. 舌缘 Lingual margin
22. 远中面接触区 Distal contact area
23. 近中颊尖三角嵴 Mesial buccal cusp triangular ridge
24. 近中舌尖三角嵴 Mesial lingual cusp triangular ridge

【1】下颌第一磨牙远中舌根发生率为 22%，男性下颌第一磨牙远中舌根发生率为17.25%，女性下颌第一磨牙远中舌根发生率为 25.37%。

【2】远中舌根短小弯曲，拔牙或根管治疗时应注意此结构的存在。

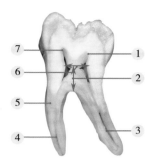

近远中向剖面（双根，颊侧面）Section through mesial surface and distal surface.Double roots,buccal surface

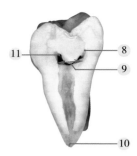

颊舌向剖面（近中根，双根）Section across cheek and tongue. Mesial root,double roots

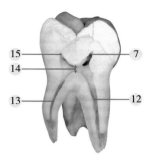

颊舌向剖面（三根，远颊根）Section across cheek and tongue. Three roots,distal buccal root

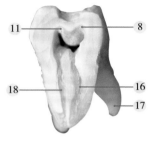

颊舌向剖面（近中根，双管）Section across cheek and tongue. Mesial root,bicanal

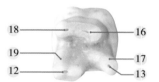

牙根部横切面（三根，四管）Transverse section of dental root. Three roots,four canal

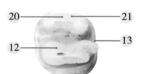

牙根部横切面（三根，三管）Transverse section of dental root. Three roots,tricanal

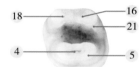

牙根部横切面（双根，三管）Transverse section of dental root.Double roots,tricanal

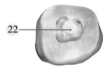

牙颈部横切面（双根，三管）Transverse section of dental neck.Double roots,tricanal

图 110 下颌第一磨牙牙髓腔的形态 Shapes of dental pulp cavity of 1st molar of mandible

1. 近颊髓角 Mesial buccal pulp horn
2. 髓室底厚度 Thickness of floor of pulp chamber
3. 近中根管 Mesial root canal
4. 远中根管 Distal root canal
5. 远中根 Distal root
6. 近远中径 Mesial distal diameter
7. 远颊髓角 Distal buccal pulp horn
8. 近舌髓角 Mesial lingual pulp horn
9. 颊舌径 Buccal lingual diameter
10. 根尖孔 Apical foramen
11. 近颊髓角 Mesial buccal pulp horn
12. 远中根颊侧根管 Distal buccal root canal
13. 远中根舌侧根管 Distal lingual root canal
14. 髓室高度 Pulp chamber height
15. 远舌髓角 Distal lingual pulp horn
16. 近中根舌侧根管 Lingual root canal of mesial root
17. 远中舌根 Distal lingual root
18. 近中根颊侧根管 Buccal root canal of mesial root
19. 远中颊根 Distal buccal root
20. 近中根管 Mesial root canal
21. 近中根 Mesial root
22. 髓室顶 Roof of pulp chamber
23. 近中根颊侧根管口 Root canal orifice of mesial buccal root
24. 髓室底 Floor of pulp chamber
25. 远中根管口 Distal root canal orifice
26. 近中根舌根管口 Lingual root canal orifice of mecial root

【1】下颌第一磨牙髓室短小呈矮立方形,近远中径>颊舌径>髓室高度。髓室高度约1.0mm,髓室底有2~4个根管口。髓室底厚度平均为2.8mm。

【2】髓室底近远中径长,颊舌径短,呈四边形。

【3】近中根为双管或单双管型占87%;远中根管为双管型或单双管型占40%。

【4】下颌第一磨牙远中舌根管细小,治疗时应加注意。

【5】下颌第一、二磨牙因髓室顶与髓室底相距较近,开髓时应防止穿通髓室底。

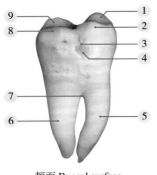

颊面 Buccal surface

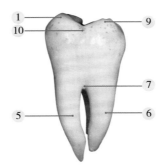

舌面 Lingual surface

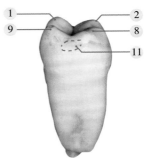

邻面 Adjacent surface

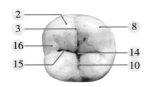

𬌗面("田"字形)Occlusal surface. "田"shaped

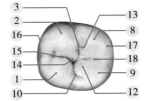

𬌗面("X"形)Occlusal surface. "X" shaped

图 111 下颌第二磨牙示意图 Diagram of 2nd molar of mandible

1. 近中舌尖 Mesial lingual cusp
2. 近中颊尖 Mesial buccal cusp
3. 颊沟 Buccal groove
4. 颊面点隙 Buccal surface pit
5. 近中根 Mesial root
6. 远中根 Distal root
7. 根分叉 Root bifurcation
8. 远中颊尖 Distal buccal cusp
9. 远中舌尖 Distal lingual cusp
10. 舌沟 Lingual groove
11. 接触区 Contact area
12. 远中舌尖三角嵴 Distal lingual cusp triangular ridge
13. 远中颊尖三角嵴 Distal buccal cusp triangular ridge
14. 中央窝 Central fossa
15. 近中沟 Mesial groove
16. 近𬌗边缘嵴 Mesial occlusion marginal ridge
17. 远𬌗边缘嵴 Distal occlusion marginal ridge
18. 远中沟 Distal groove

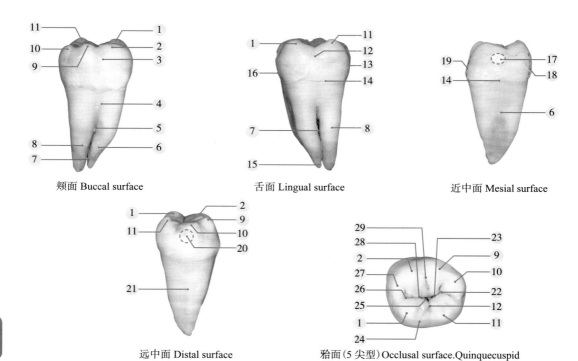

颊面 Buccal surface　　舌面 Lingual surface　　近中面 Mesial surface

远中面 Distal surface　　殆面（5尖型）Occlusal surface.Quinquecuspid

图112 下颌第二磨牙（双根）2nd molar of mandible.Double roots

1. 近中舌尖 Mesial lingual cusp
2. 近中颊尖 Mesial buccal cusp
3. 颊沟 Buccal groove
4. 根干 Root trunk
5. 根分叉 Root bifurcation
6. 近中根 Mesial root
7. 根间距 Root interval
8. 远中根 Distal root
9. 远中颊尖 Distal buccal cusp
10. 远中尖 Distal cusp
11. 远中舌尖 Distal lingual cusp
12. 舌沟 Lingual groove
13. 远中缘 Distal margin
14. 颈缘 Cervical margin
15. 根尖 Root tip
16. 近中缘 Mesial margin
17. 近中面接触区 Mesial contact area
18. 舌缘 Lingual margin
19. 颊缘 Buccal margin
20. 远中面接触区 Distal contact area
21. 远中根 Distal root
22. 远中点隙 Distal pit
23. 远中沟 Distal groove
24. 舌殆边缘嵴 Lingual occlusion marginal ridge
25. 中央点隙 Central pit
26. 近中点隙 Mesial pit
27. 近殆边缘嵴 Mesial occlusion marginal ridge
28. 近中沟 Mesial groove
29. 颊沟 Buccal groove

【1】下颌第二磨牙全长19.1mm、冠长7.6mm、根长12.9mm、冠宽10.7mm、颈宽8.5mm、冠厚10.4mm、颈厚8.7mm。

【2】平均萌出年龄，男性：11.94岁；女性：11.55岁。

【3】下颌第二恒磨牙钙化及牙冠、牙根发育完成时间：出生后 $2\frac{1}{2}$ ~3岁开始钙化；牙冠完成发育在7~8岁；牙根完成发育在14~15岁。

【4】下颌第二磨牙殆面分4尖型和5尖型。4尖型者无远中尖，有4条发育沟呈"十"

形分布占 50%;"X" 形占 5%。5 尖型约占 45%,与下颌第一磨牙相似,但稍小,𬌗面具有 5 个牙尖,但稍小离体后两者不易区别。

【5】近远中根相距较近,形状较扁,双根出现率为 55.9%;单根出现率为 6.6%;三根出现率为 3%;"C" 形根出现率为 36.8%。

【6】近远中根颊侧愈合,舌侧分开,牙根横切面呈 "C" 形。

【7】正常牙最大𬌗力均数,男性:左侧 47.9kg、右侧 48.3kg;女性:左侧 42.3kg、右侧 41.9kg。

【8】神经支配:下牙槽神经。

【9】功能:磨细食物。

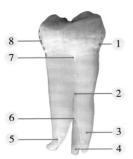

颊面 Buccal surface

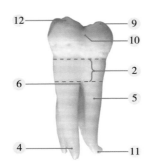

舌面 Lingual surface

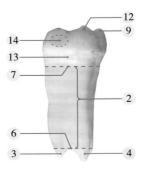

近中面 Mesial surface

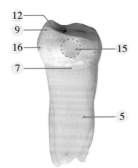

远中面 Distal surface

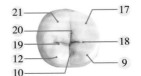

𬌗面("十"字形)Occlusal surface. "十" shaped

图 113 下颌第二磨牙(三根)2nd molar of mandible.Three roots

1. 近中缘 Mesial margin
2. 根干 Root trunk
3. 近中颊根 Mesial buccal root
4. 近中舌根 Mesial lingual root
5. 远中根 Distal root
6. 根分叉 Root bifurcation
7. 颈缘 Cervical margin
8. 远中缘 Distal margin
9. 远中舌尖 Distal lingual cusp
10. 舌沟 Lingual groove
11. 远中根根尖 Root apex of distal root
12. 近中舌尖 Mesial lingual cusp
13. 颈嵴 Cervical ridge
14. 近中面接触区 Mesial contact area
15. 远中面接触区 Distal contact area
16. 舌缘 Lingual margin
17. 远中颊尖 Distal buccal cusp
18. 远中沟 Distal groove
19. 近中沟 Mesial groove
20. 颊沟 Buccal groove
21. 近中颊尖 Mesial buccal cusp

【1】近中颊侧根干很长,近中颊根和近中舌根较短,长 3~4mm。

【2】三根型出现率占 3%,即近中颊根、近中舌根和远中根根尖偏向远中。

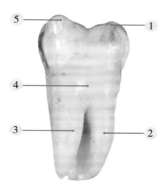

舌侧面 Lingual surface

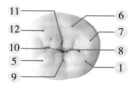

殆面 Occlusal surface

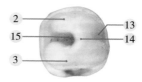

根面 Root surface

图 114 下颌第二磨牙("C"形根)2nd molar of mandible. "C"root

1. 远中舌尖 Distal lingual cusp	9. 舌沟 Lingual groove
2. 远中根 Distal root	10. 近中沟 Mesial groove
3. 近中根 Mesial root	11. 颊沟 Buccal groove
4. 根干 Root trunk	12. 近中颊尖 Mesial buccal cusp
5. 近中舌尖 Mesial lingual cusp	13. 根颊面 Buccal surface of root
6. 远中颊尖 Distal buccal cusp	14. 根尖 Root tip
7. 远中尖 Distal cusp	15. "C"形根 "C" shaped root
8. 远中沟 Distal groove	

下颌第二磨牙有时近远中根颊侧融合,舌侧仍分开,根横切面呈"C"形,称为"C"形根。"C"形根出现率占 36.8%,但"C"形根非"C"形根管约占 15.8%。

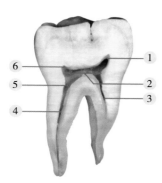

近远中向剖面(双根,颊面)
Section through mesial surface
and distal surface.Double roots,
buccal surface

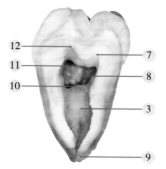

颊舌向剖面(双根,近中根)
Section across cheek and tongue.
Double roots,mesial root

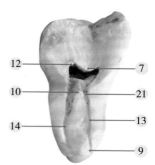

颊舌向剖面(近中根,双管占
64%)Section across cheek and
tongue.Mesial root bicanal 64%

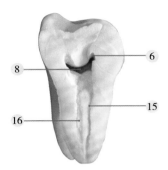

颊舌向剖面(远中根,双管占18%) Section across cheek and tongue.Distal root bicanal 18%

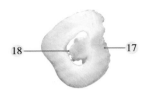

牙根部横切面("C"形根管占31%) Transverse section of dental root. "C" root canal 31%

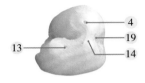

牙根部横切面("C"形根,三管) Transverse section of dental root. "C" root,tricanal

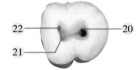

牙颈部横切面(双根,三管) Transverse section of dental neck.Double roots,tricanal

图 115　下颌第二磨牙牙髓腔的形态 Shapes of dental pulp cavity of 2nd molar of mandible

1. 近颊髓角 Mesial buccal pulp horn
2. 近远中径 Mesial distal diameter
3. 近中根管 Mesial root canal
4. 远中根管 Distal root canal
5. 远中根管口 Distal root canal orifice
6. 远颊髓角 Distal buccal pulp horn
7. 近舌髓角 Mesial lingual pulp horn
8. 髓室 Pulp chamber
9. 根尖孔 Apical foramen
10. 髓室底 Floor of pulp chamber
11. 髓室顶 Roof of pulp chamber
12. 近颊髓角 Mesial buccal pulp horn
13. 近中根近舌侧根管 Mesial lingual root canal of mesial root
14. 近中根近颊侧根管 Mesial buccal root canal

15. 远中根近颊侧根管 Mesial buccal root canal of distal root
16. 远中根近舌侧根管 Mesial lingual root canal of distal root
17. 舌侧面 Lingual surface
18. "C" 形根管 "C" shaped root canal
19. 近远中根融合部 Fusion part of mesial distal root
20. 远中根管口 Distal root canal orifice
21. 近中根近舌侧根管口 Mesial lingual root canal orifice of mesial root
22. 近中根近颊侧根管口 Mesial buccal root canal orifice of mesial root

【1】下颌第二磨牙髓腔与第一磨牙髓腔相似。

【2】近中根管为双管或单双管共占 64%;远中根管为双管型或单双管占 18%;近远中两根颊侧融合,两根管的颊侧从髓室至根尖也完全相连,根部横切面呈 "C" 形根管占 31%。临床开髓时勿将 "C" 形根管误认为是被穿通的髓室底。偶尔 "C" 形根可出现三根管。

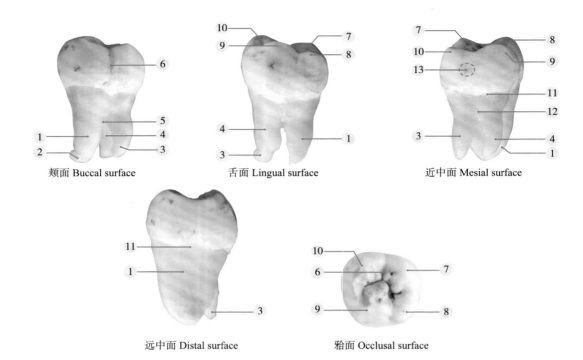

颊面 Buccal surface

舌面 Lingual surface

近中面 Mesial surface

远中面 Distal surface

𬌗面 Occlusal surface

图 116 下颌第三磨牙(三根)3rd molar of mandible.Three roots

1. 远中根 Distal root
2. 根尖 Root tip
3. 近中颊根 Mesial buccal root
4. 近中舌根 Mesial lingual root
5. 根分叉 Root bifurcation
6. 颊沟 Buccal groove
7. 远中颊尖 Distal buccal cusp
8. 远中舌尖 Distal lingual cusp
9. 近中舌尖 Mesial lingual cusp
10. 近中颊尖 Mesial buccal cusp
11. 颈缘 Cervical margin
12. 根干 Root trunk
13. 近中面接触区 Mesial contact area

【1】下颌第三磨牙全长 18.0mm、冠长 7.1mm、根长 12.9mm、冠宽 11.1mm、颈宽 9.2mm、冠厚 10.4mm、颈厚 8.9mm。

【2】平均萌出年龄,男性:18.73 岁;女性:19.14 岁。

【3】下颌第三恒磨牙钙化及牙冠、牙根发育完成时间:出生后 8~10 岁开始钙化;牙冠完成发育在 12~16 岁;牙根完成发育在 18~25 岁。

【4】该牙变异较多,𬌗面 5 尖者类似下颌第一磨牙形态相似,4 尖者类似下颌第二磨牙。

【5】𬌗面缩小,牙冠似球形,牙尖、嵴、窝、沟不清楚,副沟多。

【6】下颌第三磨牙单根型发生率为 40.65%;双根型发生率为 54.4%;三根型发生率为 4.4%;四根或多根的极少,牙根短小。

【7】正常牙最大𬌗力均数,男性:左侧 46.7kg、右侧 47.4kg;女性:左侧 36.2kg、右侧 35.2kg。

【8】神经支配:下牙槽神经。

【9】功能:磨细食物。

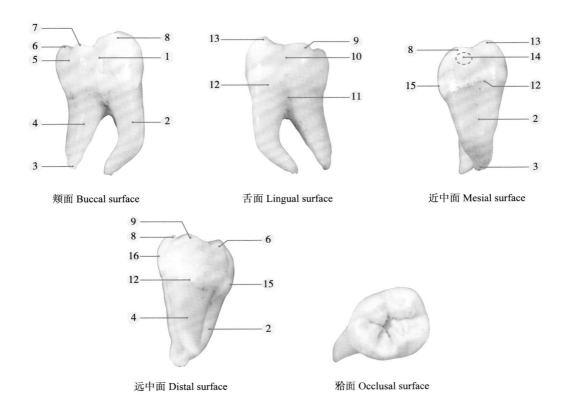

颊面 Buccal surface　　　　舌面 Lingual surface　　　　近中面 Mesial surface

远中面 Distal surface　　　　　　　殆面 Occlusal surface

图 117　下颌第三磨牙（双根）3rd molar of mandible.Double roots

1. 颊沟 Buccal groove
2. 近中根 Mesial root
3. 根尖 Root tip
4. 远中根 Distal root
5. 远中颊沟 Distal buccal groove
6. 远中尖 Distal cusp
7. 远中颊尖 Distal buccal cusp
8. 近中颊尖 Mesial buccal cusp
9. 远中舌尖 Distal lingual cusp
10. 舌沟 Lingual groove
11. 根干 Root trunk
12. 颈缘 Cervical margin
13. 近中舌尖 Mesial lingual cusp
14. 近中面接触区 Mesial contact area
15. 颊颈嵴 Buccocervical ridge
16. 舌缘 Lingual margin

　　下颌第三磨牙双根型发生率为 54.4%。根弯向远中。
　　下颌第三磨牙单根型发生率为 40.65%，根、冠短小，根弯向远中。殆面类似下颌第一磨牙，有 5 个不规则的牙尖。殆面呈圆形。

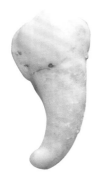 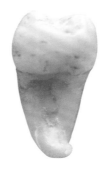 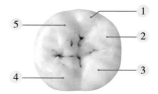

颊面 Buccal surface   远中面 Distal surface   𬌗面 Occlusal surface

图 118 下颌第三磨牙(尖根)3rd molar of mandible.Apical root

1. 远中颊尖 Distal buccal cusp   4. 近中舌尖 Mesial lingual cusp
2. 远中尖 Distal cusp   5. 近中颊尖 Mesial buccal cusp
3. 远中舌尖 Distal lingual cusp

　　下颌第三磨牙4根型或多根的极少,牙根短小、弯曲不规则。𬌗面圆形,结构近似第一磨牙,但不清楚。

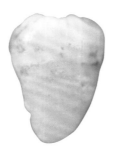 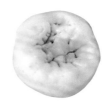

颊面 Buccal surface   𬌗面 Occlusal surface

图 119 下颌第三磨牙(融合根)3rd molar of mandible.Fusion root

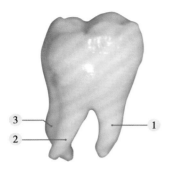

颊面 Buccal surface

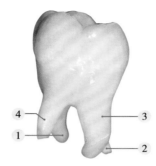

舌面 Lingual surface

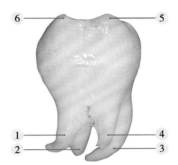

近中面 Mesial surface

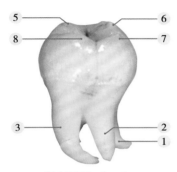

远中面 Distal surface

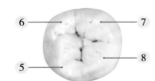

殆面 Occlusal surface

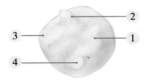

根面 Root surface

图 120 下颌第三磨牙（四根）3rd molar of mandible.Four roots

1. 近中颊根 Mesial buccal root
2. 远中颊根 Distal buccal root
3. 远中舌根 Distal lingual root
4. 近中舌根 Mesial lingual root
5. 近中舌尖 Mesial lingual cusp
6. 近中颊尖 Mesial buccal cusp
7. 远中颊尖 Distal buccal cusp
8. 远中舌尖 Distal lingual cusp

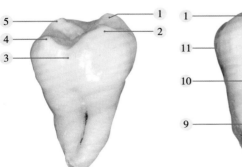

颊面 Buccal surface

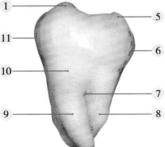

舌面 Lingual surface

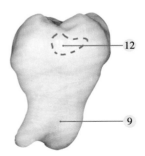

近中面 Mesial surface

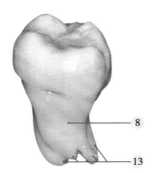

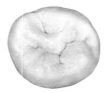

远中面 Distal surface　　　　　　　　殆面 Occlusal surface

图 121　下颌第三磨牙（多根尖）3rd molar of mandible.Multi-root tip

1. 近中舌尖 Mesial lingual cusp
2. 近中颊尖 Mesial buccal cusp
3. 颊沟 Buccal groove
4. 远中颊尖 Distal buccal cusp
5. 远中舌尖 Distal lingual cusp
6. 远中缘 Distal margin
7. 根分叉 Root bifurcation
8. 远中根 Distal root
9. 近中根 Mesial root
10. 根干 Root trunk
11. 近中缘 Mesial margin
12. 近中面接触区 Mesial contact area
13. 多根尖 Multi-root tip

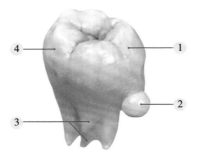

图 122　下颌第三磨牙釉珠 Enamel pearl of 3rd molar of mandible

1. 牙釉质 Enamel
2. 釉珠 Enamel pearl
3. 多根尖 Multi-root tip
4. 牙冠 Dental crown

　　釉珠：位于磨牙根分歧部位或邻近颈部的骨质上，由基本正常的釉质组成，呈粟粒大小的球状物。

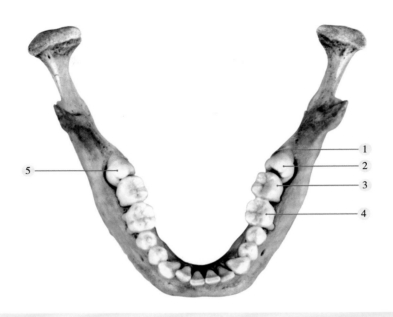

图 123　智齿横生 Amphitropic wisdom teeth

1. 第三磨牙牙根 Dental root of 3rd molar
2. 第三磨牙牙冠 Dental crown of 3rd molar
3. 第二磨牙 2nd molar
4. 第一磨牙 1st molar
5. 智齿横生 Amphitropic wisdom teeth

　　正常智齿(第三磨牙)的发生率为 60%。在这 60% 中可发生 20% 的智齿阻生或横生。由于出现先天缺失或形态、位置异常,且常常因阻生而引起冠周炎或第二磨牙龋病。如有阻生并出现症状者,应尽早拔除。

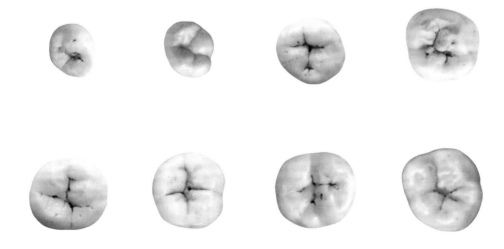

图 124　下颌第三磨牙拾面形态 Shapes of occlusal surface of 3rd molar of mandible

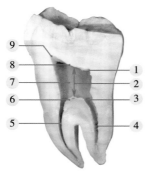

近远中向剖面（双根，舌面）
Section through mesial surface and
distal surface.Double roots , lingual
surface

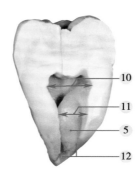

颊舌向剖面（双根，近中根）
Section across cheek and tongue.
Double roots , mesial root

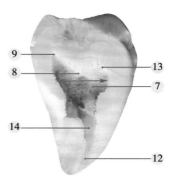

颊舌向剖面（单根，单管）
Section across cheek and tongue.
Single root , single canal

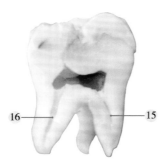

远中颊舌向剖面（三根，三管）
Section across distal cheek and
tongue.Three roots , tricanal

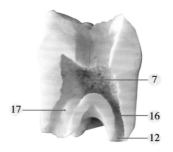

近中颊舌向剖面（三根，三管）
Section across mesial cheek and
tongue.Three roots , tricanal

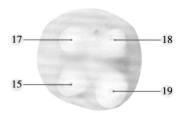

牙根部横切面（四根，四管）
Transverse section of dental root.
Four roots , four canal

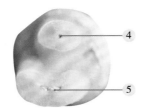

牙根部横切面（双根，双管）
Transverse section of dental root.
Double roots, double canal

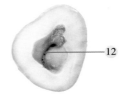

牙根部横切剖面（单根，单管）
Transverse section of dental root.
Single root, single canal

图 125　下颌第三磨牙牙髓腔的形态 Shapes of dental pulp cavity of 3rd molar of mandible

1. 远舌髓角 Distal lingual pulp horn
2. 髓室高度 Pulp chamber height
3. 远中根管口 Distal root canal orifice
4. 远中根管 Distal root canal
5. 近中根管 Mesial root canal
6. 髓室底 Floor of pulp chamber
7. 髓室 Pulp chamber
8. 髓室顶 Roof of pulp chamber
9. 近舌髓角 Mesial lingual pulp horn
10. 髓室颊舌径 Buccal lingual diameter of pulp chamber
11. 根管颊舌径 Buccal lingual diameter of root canal
12. 根尖孔 Apical foramen
13. 近颊髓角 Mesial buccal pulp horn
14. 根管 Root canal
15. 远颊根管 Distal buccal root canal
16. 舌根管 Lingual root canal
17. 近颊根管 Mesial buccal root canal
18. 近舌根管 Mesial lingual root canal
19. 远舌根管 Distal lingual root canal

【1】下颌第三磨牙髓室及根管形态变异较大,髓室、根管都较粗大。融合根者多为单根管,两根者为双根管。

【2】下颌磨牙牙冠向舌侧倾斜,牙冠颊侧面突出,牙冠舌侧面近𬌗缘突出,其髓腔也偏向颊侧,故开髓部位应在𬌗面偏向颊尖处。若在𬌗面中央处或偏向舌侧,常致舌侧壁薄弱而折断。

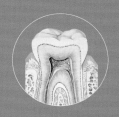

第三章
乳牙与牙髓腔的形态

Shapes of deciduous teeth and dental pulp cavity

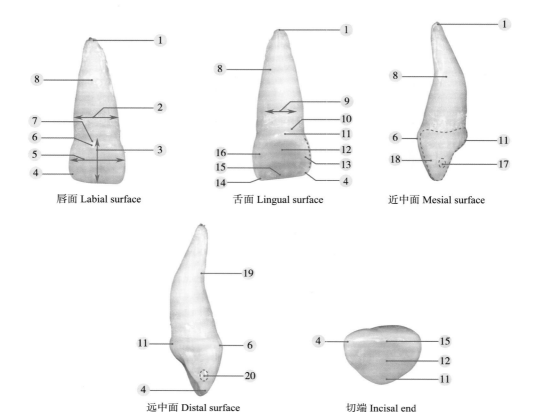

唇面 Labial surface　　舌面 Lingual surface　　近中面 Mesial surface

远中面 Distal surface　　切端 Incisal end

图 126 上颌乳中切牙 Deciduous central incisor of maxilla

1. 根尖 Root tip
2. 根唇面宽度 Breadth of labial surface of root
3. 切颈径 Diameter of incise to neck
4. 远中切角 Distal incisal angle
5. 近远中径 Mesial distal diameter
6. 唇颈嵴 Labial cervical ridge
7. 颈缘 Cervical margin
8. 牙根 Root of tooth
9. 根舌面宽度 Breadth of lingual surface of root
10. 舌颈缘 Lingual cervical margin
11. 舌面隆凸 Cingulum
12. 舌面窝 Lingual fossa
13. 远中边缘嵴 Distal marginal ridge
14. 近中切角 Mesial incisal angle
15. 切嵴 Incisal ridge
16. 近中边缘嵴 Mesial marginal ridge
17. 近中面接触区 Mesial contact area
18. 冠邻面 Adjacent surface of crown
19. 根尖弯向唇侧 Root tip labial curvature
20. 远中面接触区 Distal contact area

【1】上颌乳中切牙全长 10.9mm、冠长 6.8mm、根长 10.0mm、冠宽 7.3mm、颈宽 5.4mm、冠厚 5.4mm、颈厚 4.4mm。

【2】萌出年龄,平均为 8.6 个月。

【3】上颌乳中切牙钙化及牙冠、牙根发育完成时间,开始钙化在第 14 周;牙冠完成发育在 $1\frac{1}{2}$ 个月;牙根完成在 $1\frac{1}{2}$ 岁。

【4】牙冠近远中径>切颈径,宽冠宽根。

【5】近中切角近似直角,远中切角圆钝。

【6】单根、宽扁、根长约为冠的 2 倍,根尖偏向远中和唇侧。

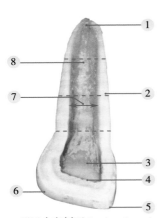

近远中向剖面 Section through
mesial surface and distal surface

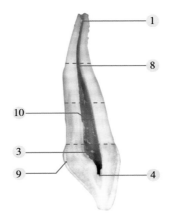

唇舌向剖面 Section across lip
and tongue

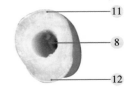

牙颈部横切面 Transverse
section of dental neck

图 127　上颌乳中切牙牙髓腔的形态 Shapes of dental pulp cavity of deciduous central incisor of maxilla

1. 根尖孔 Apical foramen
2. 根管壁 Wall of root canal
3. 髓室 Pulp chamber
4. 髓室顶 Roof of pulp chamber
5. 近中切角 Mesial incisal angle
6. 远中切角 Distal incisal angle
7. 根管近远中径 Mesial distal diameter of root canal
8. 根管 Root canal
9. 舌面隆凸 Cingulum
10. 根管唇舌径 Labial lingual diameter of root canal
11. 唇面 Labial surface
12. 舌面 Lingual surface

　　【1】乳牙髓腔形态与乳牙外形相似,但按牙体比例而言,乳牙髓腔较恒牙者大,表现为髓室大、髓壁薄、髓角高、根管粗、根管方向斜度大,根尖孔亦大。

　　【2】上颌乳中切牙髓腔直径测量:根颈 1/3 处唇舌径为(1.85 ± 0.22)mm;近远中径为(2.68 ± 0.27)mm。根中 1/3 处唇舌径为(1.47 ± 0.24)mm;近远中径为(1.65 ± 0.24)mm。根尖 1/3 处唇舌径为(0.95 ± 0.27)mm;近远中径为(1.30 ± 0.49)mm。

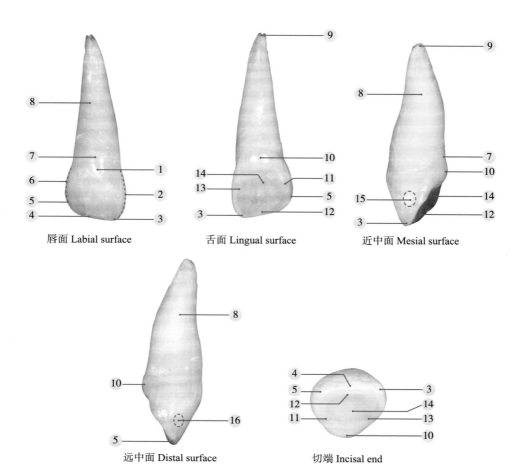

唇面 Labial surface　　舌面 Lingual surface　　近中面 Mesial surface

远中面 Distal surface　　切端 Incisal end

图 128　上颌乳侧切牙 Deciduous lateral incisor of maxilla

1. 唇颈嵴 Labial cervical ridge
2. 近中缘 Mesial margin
3. 近中切角 Mesial incisal angle
4. 切缘 Incisal edge
5. 远中切角 Distal incisal angle
6. 远中缘 Distal margin
7. 颈缘 Cervical margin
8. 牙根 Root of tooth

9. 根尖 Root tip
10. 舌面隆凸 Cingulum
11. 远中边缘嵴 Distal marginal ridge
12. 切嵴 Incisal ridge
13. 近中边缘嵴 Mesial marginal ridge
14. 舌面窝 Lingual fossa
15. 近中面接触区 Mesial contact area
16. 远中面接触区 Distal contact area

【1】上颌乳侧切牙全长 16.5mm、冠长 6.6mm、根长 9.8mm、冠宽 6.0mm、颈宽 4.2mm、冠厚 5.6mm、颈厚 4.9mm。

【2】萌出年龄,平均 13.5 个月。

【3】上颌乳侧切牙钙化及牙冠、牙根发育完成时间:开始钙化在第 16 周;牙冠完成发育在 $1\frac{1}{2}$ 个月;牙根完成发育在 2 岁。

【4】乳侧切牙小于乳中切牙,近远中径<切颈径,冠短而窄。

【5】近中切角为圆角形,远中切角为弧形。

【6】单根,窄而略厚,根尖偏向唇侧,并斜向远中。乳前牙牙根舌侧有恒牙胚,使根弯向唇侧。

【7】牙髓腔形态与牙体外形相似,髓室大壁薄,根管粗,根尖孔粗。

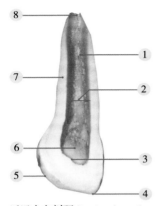

近远中向剖面 Section through mesial surface and distal surface

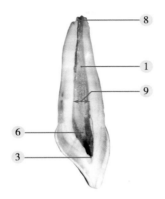

唇舌向剖面 Section across lip and tongue

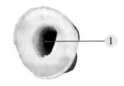

牙颈部横切面 Transverse section of dental neck

图 129 上颌乳侧切牙牙髓腔的形态 Shapes of dental pulp cavity of deciduous lateral incisor of maxilla

1. 根管 Root canal
2. 根管近远中径 Mesial distal diameter of root canal
3. 髓室顶 Roof of pulp chamber
4. 近中切角 Mesial incisal angle
5. 远中切角 Distal incisal angle
6. 髓室 Pulp chamber
7. 根管壁 Wall of root canal
8. 根尖孔 Apical foramen
9. 根管唇舌径 Labial lingual diameter of root canal

【1】上颌乳侧切牙牙髓腔直径的测量:根颈 1/3 处唇舌径为 (1.81 ± 0.22) mm;近远中径为 (2.13 ± 0.26) mm。根中 1/3 处唇舌径为 (1.53 ± 0.24) mm;近远中径为 (1.65 ± 0.24) mm。根尖 1/3 处唇舌径为 (0.94 ± 0.14) mm;近远中径为 (1.04 ± 0.19) mm。

【2】牙髓腔形态与牙体外形相似,髓室大、壁薄,根管粗,根尖孔直径大。

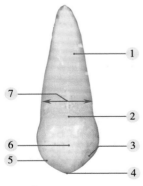

唇侧面 Labial surface

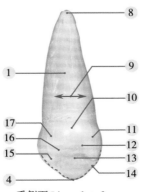

舌侧面 Lingual surface

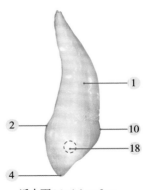

近中面 Mesial surface

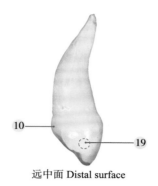

远中面 Distal surface

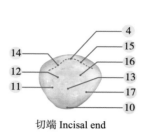

切端 Incisal end

图 130 上颌乳尖牙 Deciduous canine tooth of maxilla

1. 根唇面 Labial surface of root
2. 唇颈缘 Labial cervical margin
3. 近中斜缘 Mesial inclined margin
4. 牙尖 Dental cusp
5. 远中斜缘 Distal inclined margin
6. 唇轴嵴 Labial axial ridge
7. 根唇面宽度 Breadth of labial surface of root
8. 根尖 Root tip
9. 根舌面宽度 Breadth of lingual surface of root
10. 舌面隆凸 Cingulum
11. 远中边缘嵴 Distal marginal ridge
12. 远中舌面窝 Distal lingual fossa
13. 舌轴嵴 Lingual axial ridge
14. 远中牙尖嵴 Distal cusp ridge
15. 近中牙尖嵴 Mesial cusp ridge
16. 近中舌面窝 Mesial lingual fossa
17. 近中边缘嵴 Mesial marginal ridge
18. 近中面接触区 Mesial contact area
19. 远中面接触区 Distal contact area

【1】上颌乳尖牙全长 18.4mm、冠长 7.0mm、根长 11.4mm、冠宽 7.3mm、颈宽 5.5mm、冠厚 6.2mm、颈厚 5.1mm。

【2】萌出年龄,平均为 20.2 个月。

【3】上颌乳尖牙钙化及牙冠、牙根发育完成时间:开始钙化在第 17 周;牙冠完成发育在 6 个月;牙根完成发育在 $1\frac{1}{2}$ 岁。

【4】乳尖牙牙冠似恒尖牙牙冠,但体积小,唇舌轴嵴较为突出。

【5】唇侧面牙尖长大,偏远中。

【6】主要标志是近中斜缘长于远中斜缘。

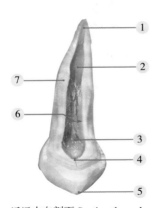

近远中向剖面 Section through mesial surface and distal surface

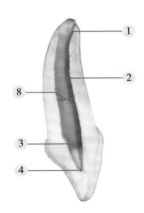

唇舌向剖面 Section across lip and tongue

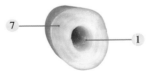

牙颈部横切面 Transverse section of dental neck

图 131 上颌乳尖牙牙髓腔的形态 Shapes of dental pulp cavity of deciduous canine tooth of maxilla

1. 根尖孔 Apical foramen
2. 根管 Root canal
3. 髓室 Pulp chamber
4. 髓角 Pulp horn
5. 牙尖 Dental cusp
6. 根管近远中径 Mesial distal diameter of root canal
7. 根管壁 Wall of root canal
8. 根管唇舌径 Labial lingual diameter of root canal

3

上颌乳尖牙髓腔直径的测量：根颈 1/3 处唇舌径为 (2.53 ± 0.33) mm；近远中径为 (2.73 ± 0.14) mm。根中 1/3 处唇舌径为 (2.23 ± 0.25) mm；近远中径为 (2.36 ± 0.25) mm。根尖 1/3 处唇舌径为 (1.05 ± 0.30) mm；近远中径为 (1.45 ± 0.39) mm。

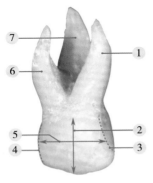

颊面 Buccal surface

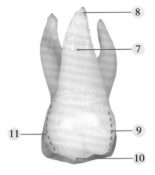

舌面 Lingual surface

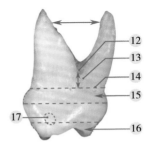

近中面 Mesial surface

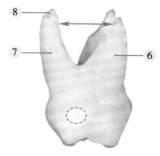

远中面 Distal surface

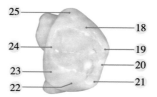

殆面 Occlusal surface

图 132　上颌第一乳磨牙 1st deciduous molar of maxilla

1. 近中颊根 Mesial buccal root
2. 殆颈径 Occlusal neck diameter
3. 近中缘（长）Mesial margin
4. 远中缘（短）Distal margin
5. 近远中径 Mesial distal diameter
6. 远中颊根 Distal buccal root
7. 舌根 Lingual root
8. 根尖 Root tip
9. 舌面远中缘 Distal margin of lingual surface
10. 舌尖 Lingual cusp
11. 舌面近中缘 Mesial margin of lingual surface
12. 根分叉 Root bifurcation
13. 根干（短）Root trunk
14. 颈缘（直）Cervical margin（straight）
15. 颈 1/3（颊面突）Neck 1/3（buccal surface process）
16. 殆 1/3（窄）Occlusion 1/3（narrow）
17. 近中面接触区 Mesial contact area
18. 近殆边缘嵴 Mesial occlusion marginal ridge
19. 近舌殆点角 Mesial lingual occlusion point angle
20. 舌殆边缘嵴 Lingual occlusion marginal ridge
21. 远舌殆点角 Distal lingual occlusion point angle
22. 远殆边缘嵴 Distal occlusion marginal ridge
23. 远颊殆点角 Distal buccal occlusion point angle
24. 颊殆边缘嵴 Buccal occlusion marginal ridge
25. 近颊殆点角 Mesial buccal occlusion point angle

【1】上颌第一乳磨牙全长 14.2mm、冠长 6.4mm、根长 7.7mm、冠宽 7.4mm、颈宽 5.9mm、冠厚 9.2mm、颈厚 7.8mm。

【2】萌出年龄，平均为 17.6 个月。

【3】上颌第一乳磨牙钙化及牙冠、牙根发育完成时间：开始钙化在第 $15\frac{1}{2}$ 周；牙冠完成发育在 6 个月；牙根完成发育在 $1\frac{1}{2}$ 岁。

【4】牙冠颊侧面呈梯形，近远中径>殆颈高度，近中缘长于远中缘。

【5】舌面<颊面，舌尖圆钝，牙尖三角嵴及发育沟不典型。

【6】邻面的殆 1/3 缩窄，颊面颈 1/3 处非常突。

【7】殆面的形态似上颌前磨牙，颊殆边缘嵴长于舌殆边缘嵴，近颊殆点角为锐角，近舌殆点角为钝角，远颊殆点角和远舌殆点角近似直角。

【8】牙根细长，根干短，三根分叉角度较大，牙根分叉内有恒牙胚，具有保护恒牙胚的作用。

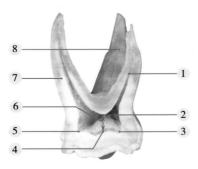

近远中向剖面（颊侧根）Section
through mesial surface and distal
surface.Buccal root

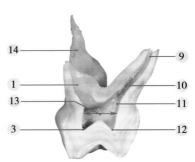

颊舌向剖面（近颊根）
Section across cheek and
tongue.Mesial buccal root

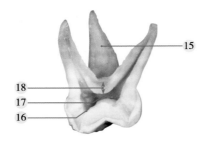

颊舌向剖面（远中颊根）
Section across cheek and
tongue.Distal buccal root

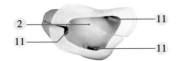

牙颈部横切面 Transverse
section of dental neck

图 133 上颌第一乳磨牙牙髓腔的形态 Shapes of dental pulp cavity of 1st deciduous molar of maxilla

1. 近颊根管 Mesial buccal root canal
2. 髓室底 Floor of pulp chamber
3. 近颊髓角 Mesial buccal pulp horn
4. 髓室顶 Roof of pulp chamber
5. 远颊髓角 Distal buccal pulp horn
6. 髓室高度 Pulp chamber height
7. 远中颊根 Distal buccal root
8. 舌根 Lingual root
9. 根尖孔 Apical foramen
10. 舌根管 Lingual root canal
11. 根管口 Root canal orifice
12. 近舌髓角 Mesial lingual pulp horn
13. 颊舌径 Buccal lingual diameter
14. 远中颊根 Distal buccal root
15. 近中颊根 Mesial buccal root
16. 远舌髓角 Distal lingual pulp horn
17. 髓室 Pulp chamber
18. 髓室底厚度 Thickness of floor of pulp chamber

【1】上颌第一乳磨牙髓腔直径测量：颊舌径为（4.29±0.45）mm，近远中径为（2.77±0.64）mm，髓室高为（1.70±0.12）mm，髓室底厚约 1mm。

【2】上颌第一乳磨牙髓室底离根分叉近，尤其是第一乳磨牙。髓室底多见副根管，感染易经此达根分叉处。

【3】上颌第一乳磨牙为 3 个根管，2 个颊侧根管与 1 个舌侧根管。

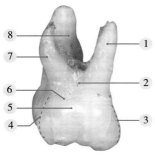

颊面 Buccal surface

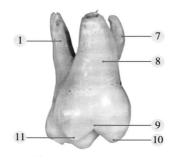

舌面 Lingual surface

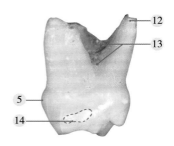

近中面 Mesial surface

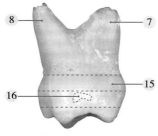

远中面 Distal surface

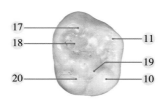

殆面 Occlusal surface

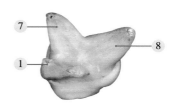

根面 Root surface

图 134 上颌第二乳磨牙 2nd deciduous molar of maxilla

1. 近中颊根 Mesial buccal root
2. 根干 Root trunk
3. 近中缘 Mesial margin
4. 远中缘 Distal margin
5. 颈嵴 Cervical ridge
6. 颈缘 Cervical margin
7. 远中颊根 Distal buccal root
8. 舌根 Lingual root
9. 远中舌沟 Distal lingual groove
10. 远中舌尖 Distal lingual cusp
11. 近中舌尖 Mesial lingual cusp
12. 根尖 Root tip
13. 根分叉 Root bifurcation
14. 近中面接触区 Mesial contact area
15. 颈 1/3 Cervical 1/3
16. 远中面接触区 Distal contact area
17. 近中颊尖 Mesial buccal cusp
18. 近中窝 Mesial fossa
19. 远中窝 Distal fossa
20. 远中颊尖 Distal buccal cusp

【1】上颌第二乳磨牙全长 16.1mm、冠长 6.9mm、根长 9.3mm、冠宽 9.4mm、颈宽 6.6mm、冠厚 10.1mm、颈厚 8.7mm。

【2】萌出年龄,平均为 27.0 个月。

【3】上颌第二乳磨牙钙化及牙冠、牙根发育完成时间:开始钙化在第 19 周;牙冠完成发育在 11 个月;牙根完成发育在 3 岁。

【4】牙冠小,颈部窄小明显,颈嵴突。

【5】牙冠近颈 1/3 部较大,而殆面周径变小。

【6】三根,根干短、根细、根分叉角度大。舌根粗于两颊根。

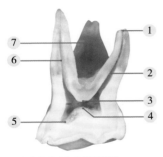

近远中向剖面（颊侧根）Section through mesial surface and distal surface.Buccal root

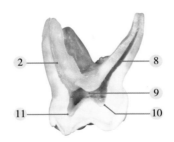

颊舌向剖面（近颊根）Section across cheek and tongue.Mesial buccal root

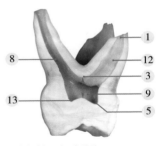

颊舌向剖面（远颊根）Section across cheek and tongue.Distal buccal root

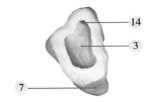

牙颈部横切面（1）Transverse section of dental neck（1）

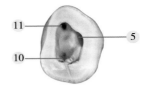

牙颈部横切面（2）Transverse section of dental neck（2）

图135 上颌第二乳磨牙牙髓腔的形态 Shapes of dental pulp cavity of 2nd deciduous molar of maxilla

1. 根尖孔 Apical foramen
2. 近颊根管 Mesial buccal root canal
3. 髓室底 Floor of pulp chamber
4. 髓室顶 Roof of pulp chamber
5. 远颊髓角 Distal buccal pulp horn
6. 远颊根管 Distal buccal root canal
7. 舌根 Lingual root
8. 舌侧根管 Lingual root canal
9. 髓室 Pulp chamber
10. 近舌髓角 Mesial lingual pulp horn
11. 近颊髓角 Mesial buccal pulp horn
12. 远颊根管 Distal buccal root canal
13. 远舌髓角 Distal lingual pulp horn
14. 近颊根管口 Mesial buccal root canal orifice

【1】上颌第二乳磨牙髓腔直径测量：颊舌径为（5.10±0.52）mm；近远中径为（3.43±0.64）mm，髓室高为（1.47±0.22）mm。

【2】上颌乳磨牙为3个根管，2个颊根管，1个舌根管。

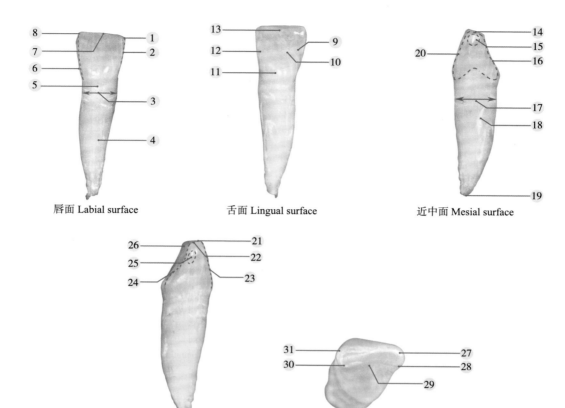

唇面 Labial surface　　　舌面 Lingual surface　　　近中面 Mesial surface

远中面 Distal surface　　　切端 Incisal end

图 136 下颌乳中切牙 Deciduous central incisor of mandible

1. 近中切角 Mesial incisal angle
2. 近中缘 Mesial margin
3. 根近远中径(窄)Mesial distal diameter of root
4. 牙根 Root of tooth
5. 颈缘 Cervical margin
6. 远中缘 Distal margin
7. 切缘 Incisal edge
8. 远中切角 Distal incisal angle
9. 远中边缘嵴 Distal marginal ridge
10. 舌面窝 Lingual fossa
11. 舌面隆凸 Cingulum
12. 近中边缘嵴 Mesial marginal ridge
13. 切嵴 Incisal ridge
14. 近切线角 Mesial incise line angle
15. 近中面接触区 Mesial contact area

16. 近舌线角 Mesial lingual line angle
17. 唇舌径(宽)Labial lingual diameter
18. 根近中面 Mesial surface of root
19. 根尖 Root tip
20. 近唇线角 Mesial labial line angle
21. 唇切线角 Labial incise line angle
22. 远切线角 Distal incise line angle
23. 远唇线角 Distal labial line angle
24. 远舌线角 Distal lingual line angle
25. 远中面接触区 Distal contact area
26. 舌切线角 Lingual incise line angle
27. 远唇切点角 Distal labial incise point angle
28. 远舌切点角 Distal lingual incise point angle
29. 切嵴 Incisal ridge
30. 近舌切点角 Mesial lingual incise point angle
31. 近唇切点角 Mesial labial incise point angle

3

【1】下颌乳中切牙全长 16.3mm、冠长 6.5mm、根长 9.8mm、冠宽 4.8mm、颈宽 3.3mm、冠厚 4.4mm、颈厚 3.8mm。

【2】萌出年龄,平均为 10.8 个月。下颌牙萌出时间常较上颌同名牙早。6~12 岁乳牙逐渐为恒牙所替换。

【3】下颌乳中切牙牙钙化及牙冠、牙根发育完成时间:开始钙化在第 14 周;牙冠完成发育在 $2\frac{1}{2}$ 个月;牙根完成发育在 $1\frac{1}{2}$ 个月~1 岁。

【4】近远中缘对称,切缘直。近远中切角较锐,舌面隆凸不明显。

【5】细长单根,根尖部偏向唇侧。乳前牙牙根舌侧有恒牙胚。

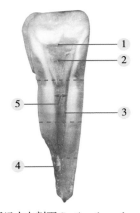
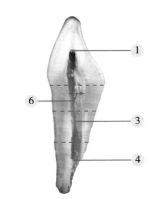

近远中向剖面 Section through mesial surface and distal surface	唇舌向剖面 Section across lip and tongue	牙颈部横切面 Transverse section of dental neck

图 137 下颌乳中切牙牙髓腔的形态 Shapes of dental pulp cavity of deciduous central incisor of mandible

1. 髓室顶 Roof of pulp chamber
2. 髓室 Pulp chamber
3. 根管 Root canal
4. 根尖孔 Apical foramen
5. 近远中径 Mesial distal diameter
6. 唇舌径 Diameter of labial lingual

下颌乳中切牙髓腔直径的测量:根颈 1/3 处唇舌径为(1.43 ± 0.21)mm;近远中径为(1.03 ± 0.09)mm。根中 1/3 处唇舌径为(1.13 ± 0.12)mm;近远中径为(0.86 ± 0.12)mm。根尖 1/3 处唇舌径为(0.65 ± 0.13)mm;近远中径为(0.61 ± 0.16)mm。

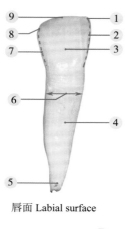

唇面 Labial surface

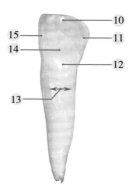

舌面 Lingual surface

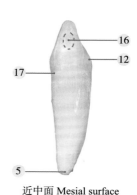

近中面 Mesial surface

远中面 Distal surface

切端 Incisal end

图 138 下颌乳侧切牙 Deciduous lateral incisor of mandible

1. 近中切角 Mesial incisal angle
2. 近中缘 Mesial margin
3. 唇面 Labial surface
4. 牙根 Root of tooth
5. 根尖 Root tip
6. 根唇侧面（宽）Labial surface of root
7. 远中缘 Distal margin
8. 远中切角 Distal incisal angle
9. 切缘 Incisal edge
10. 切嵴 Incisal ridge
11. 远中边缘嵴 Distal marginal ridge
12. 舌面隆凸 Cingulum
13. 根舌侧面（窄）Lingual surface of root
14. 舌面窝 Lingual fossa
15. 近中边缘嵴 Mesial marginal ridge
16. 近中面接触区 Mesial contact area
17. 颈缘 Cervical margin
18. 远中面接触区 Distal contact area
19. 邻面 Proximal surface

【1】下颌乳侧切牙全长 16.1mm、冠长 6.5mm、根长 9.6mm、冠宽 5.3mm、颈宽 3.6mm、冠厚 4.9mm、颈厚 4.2mm。

【2】萌出年龄，平均为 12.5 个月。

【3】下颌乳侧切牙钙化及牙冠、牙根发育完成时间：开始钙化在第 16 周；牙冠完成发育在 3 个月；牙根完成发育在 $1\frac{1}{2}$ 岁。

【4】乳侧切牙冠>乳中切牙冠，唇侧面近中缘长于远中缘。远中切角圆钝角>近中

切角。

【5】舌面近远中边缘嵴和舌面隆凸明显。

【6】乳侧切牙根长于乳中切牙根,根唇面宽于舌面,根略偏向远中和唇侧。

【7】髓室近远中径>唇舌径,根管近远中径<唇舌径。

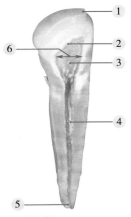

近远中向剖面 Section through
mesial surface and distal surface

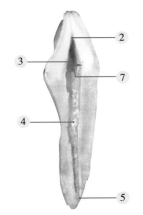

唇舌向剖面 Section across lip and
tongue

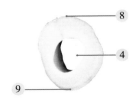

牙颈部横切面 Transverse section of
dental neck

图 139 下颌乳侧切牙牙髓腔的形态 Shapes of dental pulp cavity of deciduous lateral incisor
of mandible

1. 近中切角 Mesial incisal angle
2. 髓室顶 Roof of pulp chamber
3. 髓室 Pulp chamber
4. 根管 Root canal
5. 根尖孔 Apical foramen
6. 髓室近远中径(宽)Mesial distal diameter of
   pulp chamber
7. 唇舌径(窄)Labial lingual diameter
8. 唇面 Labial surface
9. 舌面 Lingual surface

　　下颌乳侧切牙髓腔直径的测量:根颈 1/3 处唇舌径为(1.63 ± 0.05)mm;近远中径为
(1.41 ± 0.18)mm。根中 1/3 处唇舌径为(1.39 ± 0.20)mm;近远中径为(1.04 ± 0.20)mm。根
尖 1/3 处唇舌径为(1.06 ± 0.26)mm;近远中径为(0.84 ± 0.28)mm。

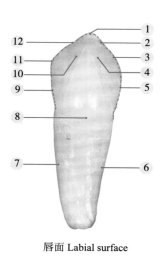
唇面 Labial surface

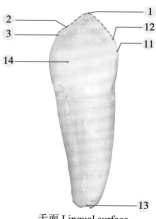
舌面 Lingual surface

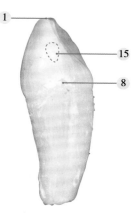
近中面 Mesial surface

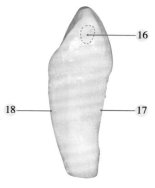
远中面 Distal surface

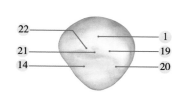
切端 Incisal end

图 140 下颌乳尖牙 Deciduous canine tooth of mandible

1. 牙尖 Dental cusp
2. 近中斜缘 Mesial inclined margin
3. 近中切角 Mesial incisal angle
4. 近唇斜面 Mesial labial oblique surface
5. 近中缘 Mesial margin
6. 牙根近中缘 Mesial margin of root
7. 牙根远中缘 Distal margin of root
8. 颈缘 Cervical margin
9. 远中缘 Distal margin
10. 远唇斜面 Distal labial inclined surface
11. 远中切角 Distal incisal angle
12. 远中斜缘 Distal inclined margin
13. 根尖 Root tip
14. 近中舌面窝 Mesial lingual fossa
15. 近中面接触区 Mesial contact area
16. 远中面接触区 Distal contact area
17. 牙根唇缘 Labial margin of root
18. 牙根舌缘 Lingual margin of root
19. 远中牙尖嵴 Distal cusp ridge
20. 远中舌面窝 Distal lingual fossa
21. 舌轴嵴 Lingual axial ridge
22. 近中牙尖嵴 Mesial cusp ridge

【1】下颌乳尖牙全长 18.0mm、冠长 7.4mm、根长 10.7mm、冠宽 6.1mm、颈宽 4.5mm、冠厚 5.8mm、颈厚 4.7mm。

【2】萌出年龄,平均为 19.7 个月。

【3】下颌乳尖牙钙化及牙冠、牙根发育完成时间:开始钙化在第 17 周;牙冠完成发育在

9 个月；牙根完成发育在 $3\frac{1}{4}$ 岁。

【4】牙冠短而窄，牙尖偏近中，近中斜缘＜远中斜缘。

【5】近中缘长而直，远中缘短而圆突。

【6】舌侧面的边缘嵴及舌轴嵴略突，舌面窝分两半。

【7】牙根稍窄，根尖偏向唇侧，并弯向远中。

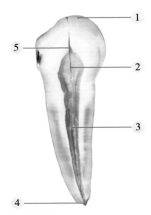
近远中向剖面 Section through mesial surface and distal surface

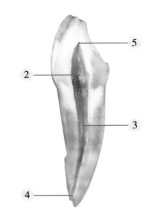
唇舌向剖面 Section across lip and tongue

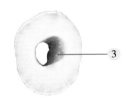
牙颈部横切面 Transverse section of dental neck

图 141 下颌乳尖牙牙髓腔的形态 Shapes of dental pulp cavity of deciduous canine tooth of mandible

1. 牙尖 Dental cusp
2. 髓室 Pulp chamber
3. 根管 Root canal
4. 根尖孔 Apical foramen
5. 髓角 Pulp horn

下颌乳尖牙髓腔直径的测量：根颈 1/3 处唇舌径为 (2.11 ± 0.25) mm；近远中径为 (2.16 ± 0.31) mm。根中 1/3 处唇舌径为 (1.96 ± 0.24) mm；近远中径为 (1.70 ± 0.24) mm。根尖 1/3 处唇舌径为 (1.40 ± 0.29) mm；近远中径为 (1.25 ± 0.35) mm。

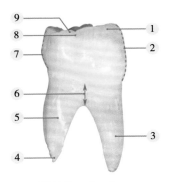
颊面 Buccal surface

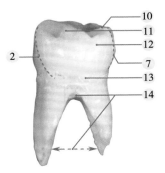
舌面 Lingual surface

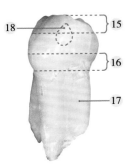
近中面 Mesial surface

135

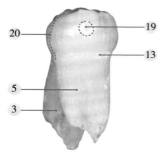

远中面 Distal surface

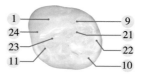

殆面 Occlusal surface

图 142 下颌第一乳磨牙 1st deciduous molar of mandible

1. 近中颊尖 Mesial buccal cusp
2. 近中缘 Mesial margin
3. 近中根 Mesial root
4. 根尖 Root tip
5. 远中根 Distal root
6. 根干 Root trunk
7. 远中缘 Distal margin
8. 颊沟 Buccal groove
9. 远中颊尖 Distal buccal cusp
10. 远中舌尖 Distal lingual cusp
11. 近中舌尖 Mesial lingual cusp
12. 舌沟 Lingual groove
13. 颈缘 Cervical margin
14. 根分叉 Root bifurcation
15. 殆 1/3（窄）Occlusion 1/3（narrow）
16. 颈 1/3（突）Neck 1/3（process）
17. 近中根 Mesial root
18. 近中面接触区 Mesial contact area
19. 远中面接触区 Distal contact area
20. 舌缘 Lingual margin
21. 远中窝 Distal fossa
22. 远殆边缘嵴 Distal occlusion marginal ridge
23. 近中窝 Mesial fossa
24. 近殆边缘嵴 Mesial occlusion marginal ridge

【1】下颌第一乳磨牙全长 15.7mm、冠长 7.1mm、根长 8.5mm、冠宽 8.4mm、颈宽 7.0mm、冠厚 7.7mm、颈厚 5.8mm。

【2】萌出年龄，平均为 17.6 个月。

【3】下颌第一乳磨牙钙化及牙冠、牙根发育完成时间：开始钙化在第 $15\frac{1}{2}$ 周；牙冠完成发育在 $5\frac{1}{2}$ 个月；牙根完成发育在 $2\frac{1}{4}$ 岁。

【4】牙冠颊面呈四边形，近中缘长于远中缘，近中颊尖大于远中颊尖。

【5】舌侧面见长而尖的近中舌尖和小而圆的远中舌尖。

【6】殆面为不规则的四边形，4 个牙尖，近中颊尖>近中舌尖>远中颊尖≥远中舌尖。

【7】两根为近中根及远中根，根干短，根分叉大。

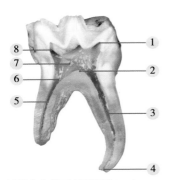

近远中向剖面（颊侧面）Section through mesial surface and distal surface.Buccal surface

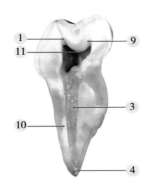

颊舌向剖面（近中根）Section across cheek and tongue.Mesial root

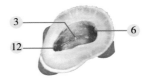

牙颈部横切面 Transverse section of dental neck

图 143 下颌第一乳磨牙牙髓腔的形态 Shapes of dental pulp cavity of 1st deciduous molar of mandible

1. 近颊髓角 Mesial buccal pulp horn
2. 髓室底 Floor of pulp chamber
3. 近中根管 Mesial root canal
4. 根尖孔 Apical foramen
5. 远中根管 Distal root canal
6. 远中根管口 Distal root canal orifice
7. 髓室 Pulp chamber
8. 远颊髓角 Distal buccal pulp horn
9. 近舌髓角 Mesial lingual pulp horn
10. 根管壁 Wall of root canal
11. 髓室顶 Roof of pulp chamber
12. 近中根管口 Mesial root canal orifice

【1】下颌第一乳磨牙髓腔直径测量：颊舌径为（2.71 ± 0.37）mm；近远中径为（4.48 ± 0.25）mm，髓室高为（2.04 ± 0.32）mm。

【2】下颌乳磨牙为 2~3 个根管。3 根管时，分为 2 个近中根管和 1 个远中根管。

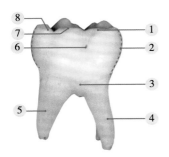

颊面 Buccal surface

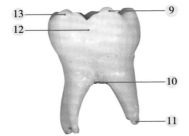

舌面 Lingual surface

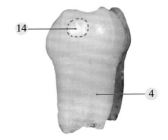

近中面 Mesial surface

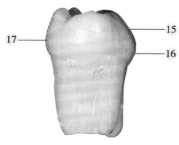

远中面 Distal surface

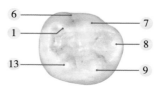

殆面 Occlusal surface

图 144 下颌第二乳磨牙 2nd deciduous molar of mandible

1. 近中颊尖 Mesial buccal cusp
2. 近中缘 Mesial margin
3. 根干 Root trunk
4. 近中根 Mesial root
5. 远中根 Distal root
6. 颊沟 Buccal groove
7. 远中颊尖 Distal buccal cusp
8. 远中尖 Distal cusp
9. 远中舌尖 Distal lingual cusp

10. 根分叉 Root bifurcation
11. 根尖 Root tip
12. 舌沟 Lingual groove
13. 近中舌尖 Mesial lingual cusp
14. 近中面接触区 Mesial contact area
15. 颊缘 Buccal margin
16. 颊颈嵴 Buccocervical ridge
17. 舌缘 Lingual margin

【1】下颌第二乳磨牙全长 16.6mm、冠长 6.9mm、根长 9.4mm、冠宽 10.5mm、颈宽 8.0mm、冠厚 9.3mm、颈厚 7.6mm。

【2】萌出年龄,平均为 27.1 个月。

【3】下颌第二乳磨牙钙化及牙冠、牙根发育完成时间:开始钙化在第 18 周;牙冠完成发育在 10 个月;牙根完成发育在 3 岁。

【4】牙冠较短小,邻面近颈缘明显缩小,颈嵴较突。

【5】牙冠由颈部向殆方向缩小,使殆面周径变小。

【6】近远中两根,根干短,分叉大,向外张开。

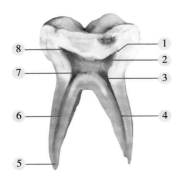 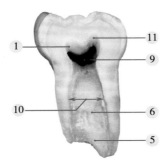 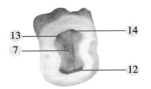

近远中向剖面（颊侧面）Section through mesial surface and distal surface.Buccal surface

颊舌向剖面（近中根）Section across cheek and tongue.Mesial root

牙颈部横切面 Transverse section of dental neck

图 145 下颌第二乳磨牙牙髓腔的形态 Shapes of dental pulp cavity of 2nd deciduous molar of mandible

1. 近颊髓角 Mesial buccal pulp horn
2. 髓室顶 Roof of pulp chamber
3. 近中根管口 Mesial root canal orifice
4. 近中根管 Mesial root canal
5. 根尖孔 Apical foramen
6. 远中根管 Distal root canal
7. 髓室底 Floor of pulp chamber
8. 远中颊髓角 Distal buccal pulp horn
9. 髓室 Pulp chamber
10. 颊舌径 Buccal lingual diameter
11. 近中舌髓角 Mesial lingual pulp horn
12. 远中根管口 Distal root canal orifice
13. 近中根舌侧根管口 Lingual root canal orifice of mesial root
14. 近中根颊侧根管口 Buccal root cacal orifice of mesial root

【1】下颌乳磨牙通常有 2 个近中根管，1 个远中根管。下颌第二乳磨牙有时可出现四根管，其分布为近中 2 个根管，远中 2 个根管。

【2】乳牙髓腔的特点是髓室大、髓壁薄、髓角高、根管粗、根管方向斜度大、根尖孔大。

【3】乳牙列期，第二乳磨牙各髓角处牙本质厚度为（1.5 ± 2.4）mm。混合牙列期各髓角处牙本质厚度为（1.5 ± 2.8）mm。颊髓角处的牙本质厚度都小于舌髓角处的牙本质。

【4】下颌第二乳磨牙髓腔直径测量：颊舌径为（3.44 ± 0.19）mm；近远中径为（5.25 ± 0.53）mm；髓室高为（1.64 ± 0.26）mm。

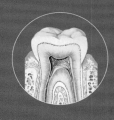

第四章
牙列与骀

Dentition and occlusion

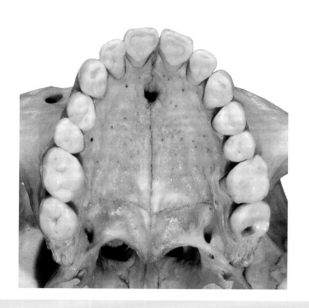

图 146 恒牙拾上牙列（拾面观）Superior dentition of permanent occlusion.Occlusal surface view

恒牙拾上牙列：是由 16 颗上颌恒牙牙冠，按照一定的顺序、方向、位置和彼此邻接而排列组成的弓形，称为上牙列或上牙弓。

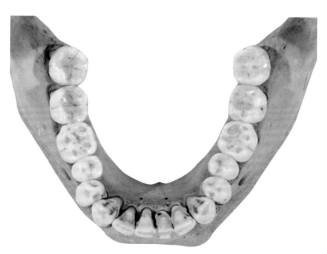

图 147 恒牙拾下牙列（拾面观）Inferior dentition of permanent occlusion.Occlusal surface view

恒牙拾下牙列：是由 16 颗下颌恒牙牙冠，按照一定的顺序、方向、位置和彼此邻接而排列组成的弓形，称为下牙列或下牙弓。正常情况下，上颌牙列较下颌牙列略显窄长。

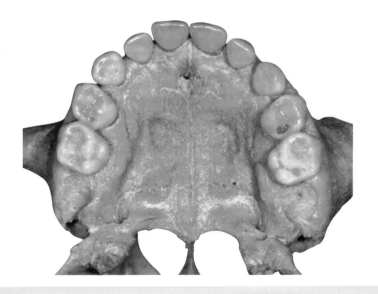

图 148 乳牙殆上牙列 (殆面观) Superior dentition of deciduous occlusion.Occlusal surface view

乳牙殆上牙列：是由 10 颗上颌乳牙牙冠，按照一定的顺序、方向、位置和彼此邻接而排列组成的弓形，称为上颌乳牙列或上颌乳牙弓。

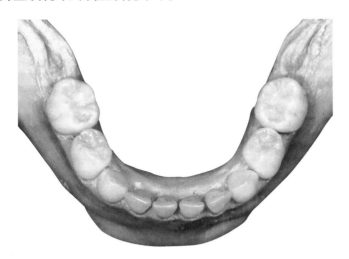

图 149 乳牙殆下牙列 (殆面观) Inferior dentition of the deciduous occlusion.Occlusal surface view

乳牙殆下牙列：是由 10 颗下颌乳牙冠，按照一定的顺序、方向、位置和彼此邻接而排列组成的弓形，称为下颌乳牙列或下颌乳牙弓。

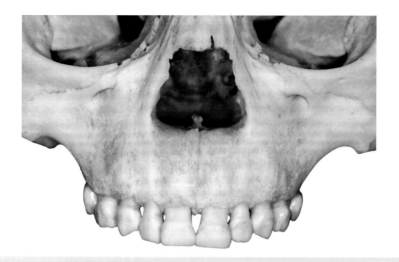

图 150 乳牙殆上牙列（前面观）Superior dentition of deciduous occlusion.Anterior view

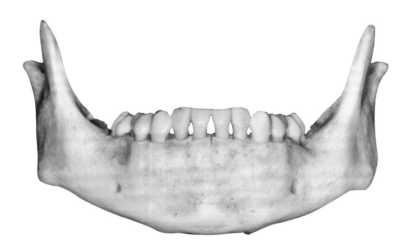

图 151 乳牙殆下牙列（前面观）Inferior dentition of deciduous occlusion.Anterior view

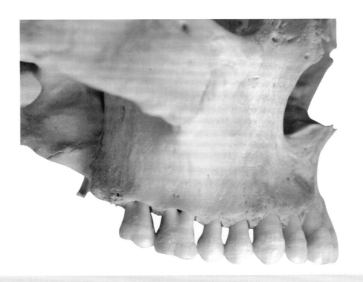

图 152　恒牙殆上牙列（侧面观）Superior dentition of permanent occlusion.Lateral view

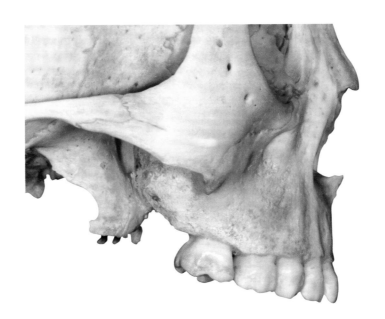

图 153　乳牙殆上牙列（侧面观）Superior dentition of deciduous occlusion.Lateral view

　　完整的上颌乳牙列含有 10 颗乳牙组成。乳牙列较恒牙列短小,故其牙列宽度与长度的比例大于恒牙列,形态更近似半圆形。

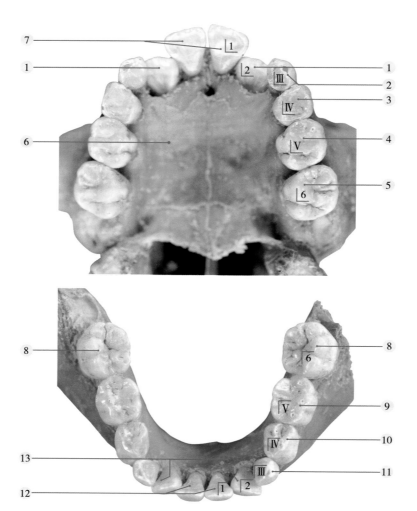

图 154 混合牙列 Mixed dentition

1. 上颌恒侧切牙 Permanent lateral incisor of maxilla
2. 上颌乳尖牙 Deciduous canine tooth of maxilla
3. 上颌第一乳磨牙 1st deciduous molar of maxilla
4. 上颌第二乳磨牙 2nd deciduous molar of maxilla
5. 上颌第一恒磨牙 1st permanent molar of maxilla
6. 硬腭 Hard palate
7. 上颌恒中切牙 Permanent central incisor of maxilla
8. 下颌第一恒磨牙 1st permanent molar of mandible
9. 下颌第二乳磨牙 2nd deciduous molar of mandible
10. 下颌第一乳磨牙 1st deciduous molar of mandible
11. 下颌乳尖牙 Canine deciduous tooth of mandible
12. 下颌恒中切牙 Permanent central incisor of mandible
13. 下颌恒侧切牙 Permanent lateral incisor of mandible

　　混合牙列：由若干乳牙和若干恒牙组成，在不同发育阶段牙数略有差异。牙列中⌊1、⌊2、⌊6、⌈1、⌈2、⌈6 为恒牙；⌊Ⅲ、⌊Ⅳ、⌊Ⅴ、⌈Ⅲ、⌈Ⅳ、⌈Ⅴ为乳牙。

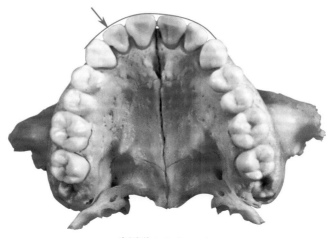

尖圆形 Apical round

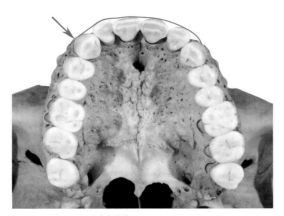

方圆形 Square circle

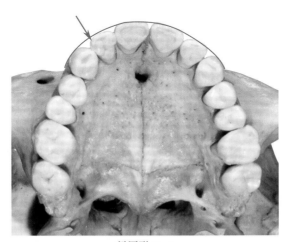

椭圆形 Oval

图 155 牙列的形态 Shapes of dentition

【1】根据上颌6个前牙的排列情况,可将上牙列分为尖圆形、方圆形、椭圆形三种类型。

【2】尖圆形:自上颌侧切牙即明显弯曲向后,弓形牙列的前牙段向前突出非常明显。

【3】方圆形:上、下牙列中四个切牙的切缘连线略直,弓形牙列从尖牙的远中才开始逐渐弯曲向后。

【4】椭圆形:介于方圆形和尖圆形之间,弓形牙列自上颌侧切牙的远中开始向后逐渐弯曲,使得前牙段较圆突。

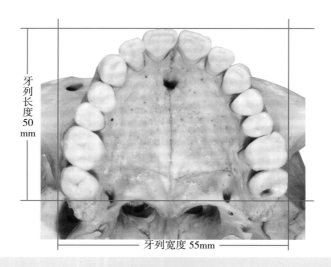

牙列长度50mm

牙列宽度55mm

图 156 牙列长度和宽度 Length and breadth of dentition

【1】牙列长度:在中切牙唇侧最高点画一条水平线,然后于左右侧最后一颗磨牙的远中面最突出点处再画一条直线,两线之间的垂直距离称为牙列长度。

【2】牙列宽度:通常把过左右侧同名牙、同名解剖标志之间的距离称为牙列宽度。

【3】上颌牙列宽度约为55mm;长度约为50mm。

【4】下颌牙列宽度约为52mm;长度约为41mm。

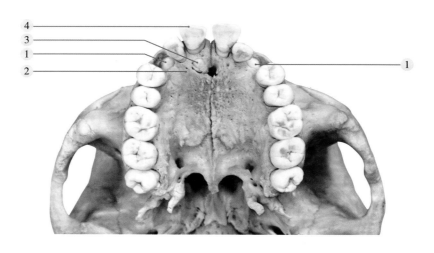

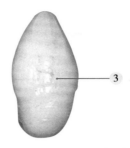

异常牙列（牙数异常）Abnormity dentition.Numbers abnormity

1. 尖牙阻生 Impacted
2. 硬腭 Hard palate
3. 多生牙 Supernumerary tooth
4. 中切牙 Central incisor

【1】牙数异常：牙数过多（多生牙）或过少的牙列，称牙数异常。

【2】异常牙列：包括牙数异常和牙排列异常。

【3】正常牙列：牙数正常，牙排整齐无间隙。

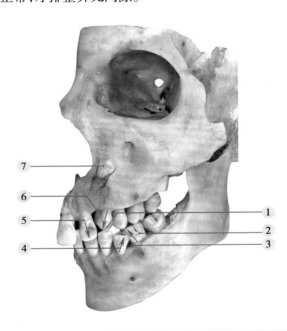

异常牙列（牙排列异常）Abnormity dentition.Malalinement

1. 上颌第一前磨牙 1st premolar of maxilla
2. 下颌第一磨牙 1st molar of mandible
3. 下颌第二前磨牙缺失 Deletion of 2nd premolar of mandible
4. 下颌第一前磨牙 1st premolar of mandible
5. 上颌侧切牙 Lateral incisor of maxilla
6. 上颌尖缺失 Deletion of canine tooth of maxilla
7. 上颌尖牙错位 Transposition of canine tooth of maxilla

【1】牙排列异常：牙列拥挤、稀松、弓外牙、高位牙、低位牙、易位牙和转位牙等，称牙排列异常。

【2】图示上颌尖牙转位倒置，下颌第二前磨牙缺失。两者引起上下、前后、内外动力平衡遭破坏，牙齿发生移位。

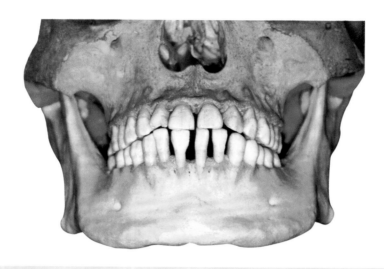

图 159　恒牙殆（前面观）Permanent occlusion.Anterior view

恒牙殆：上、下牙列按照一定的对应关系咬合，殆面各凸凹结构接触密切 - 分开 - 再接触 - 再分开，做反复咬合运动，完成咀嚼等功能活动。

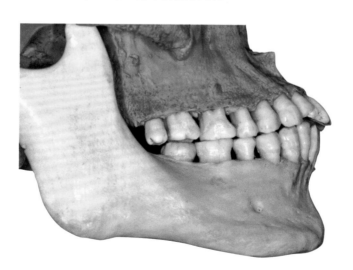

图 160　恒牙殆（侧面观）Permanent occlusion.Lateral view

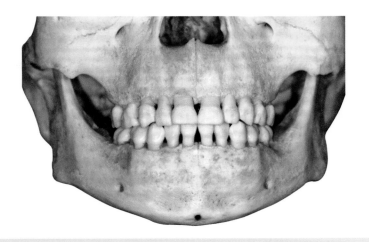

图 161　乳牙殆（前面观）Deciduous occlusion.Anterior view

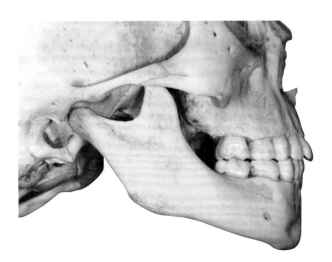

图 162　乳牙殆（侧面观）Deciduous occlusion.Lateral view

4

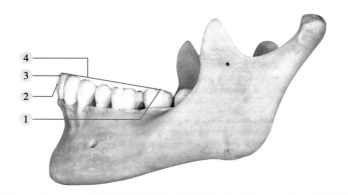

图 163　𬌗平面 Occlusal plane

1. 第二磨牙远中颊尖 Distal buccal cusp of 2nd molar　　3. 近中接触点 Mesial contact point
2. 中切牙 Central incisor　　4. 𬌗平面 Occlusal plane

　　𬌗平面：从下颌中切牙的近中邻接点到两侧最后一个磨牙或第二磨牙的远中颊尖顶所构成的假想平面，称为解剖学𬌗平面。

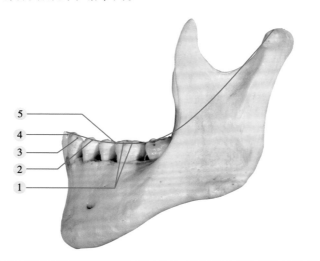

图 164　下颌牙列纵𬌗曲线 Sagittal curve of occlusion of dentition of mandible

1. 磨牙近远中颊尖 Mesial distal buccal cusp of molar　　3. 尖牙牙尖 Dental cusp of canine tooth
2. 前磨牙颊尖 Buccal cusp of premolar　　4. 切牙切缘 Incisal edge of incisor
　　　　5. Spee 曲线 Spee curve

　　【1】下颌牙列的纵𬌗曲线：又称 Spee 曲线。是连接下颌切牙切缘、尖牙牙尖、前磨牙颊尖以及磨牙的近远中颊尖的连线，此线从前至后是一凹向下的曲线。

　　【2】该曲线的切牙段较平直，从尖牙至前磨牙、第一磨牙远颊尖逐渐降低，自第二、三磨牙的颊尖又渐渐升高。

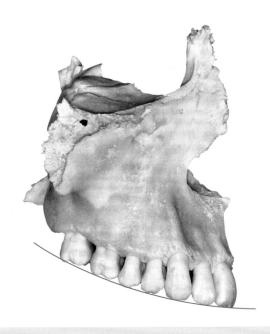

上颌牙列的纵殆曲线 Sagittal curve of occlusion of dentition of maxilla

　　【1】上颌牙列的纵殆曲线：是连接上颌切牙的切缘、尖牙牙尖、前磨牙颊尖以及磨牙的近远中颊尖的连线，称上颌牙列纵殆曲线，又称补偿曲线。

　　【2】该曲线在切牙至第一磨牙近颊尖段较平直，从第一磨牙近颊尖至最后磨牙远颊尖段则逐渐向上弯曲。

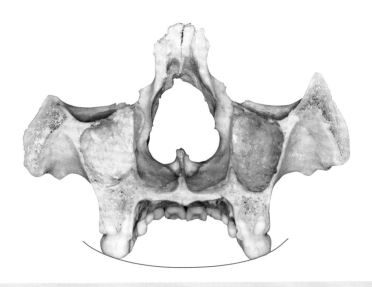

图 166 上颌横殆曲线 Transverse curve of occlusion of maxilla

【1】上颌横殆曲线：在上颌连接双侧同名磨牙颊尖、舌尖，形成一条凸向下的曲线，称上颌横殆曲线。

【2】因上颌磨牙向颊侧倾斜，使舌尖的位置低于颊尖，引起颊尖高于舌尖，故曲线突向下。

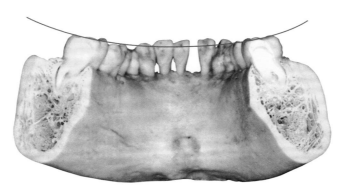

图 167 下颌横殆曲线 Transverse curve of occlusion of mandible

【1】下颌横殆曲线：连接下颌两侧同名磨牙的颊、舌尖，所形成的一条凹向下的曲线，称下颌横殆曲线。

【2】因下颌磨牙向舌侧倾斜，使颊尖的位置高于舌尖，故引起颊尖高于舌尖，形成曲线凹向上，与上颌的横牙曲线一致。

【3】横殆曲线又称 Wilson 曲线。

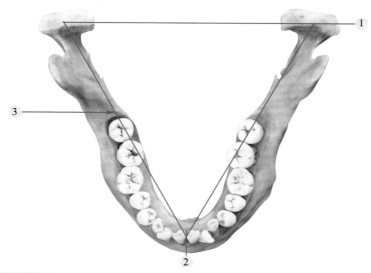

图 168 Bonwill 三角 Bonwill triangle

1. 髁突中心 Center of condylar process
2. 中切牙近中接触点 Mesial contact point of central incisor
3. Bonwill 三角 Bonwill triangle

Bonwill 三角：下颌骨双侧髁突中心，与下颌中切牙近中切角接触点的三点连线，构成一个三角形（多为等腰边），边长 10.16cm，称 Bonwill 三角。此三角可判断面部是否对称。

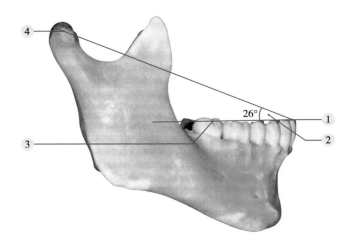

图 169　Balkwil 角 Balkwil angle

1. 中切牙近中接触点 Mesial contact point of　　3. 殆平面 Occlusal plane
   central incisor　　　　　　　　　　　　　　　4. 髁突中心 Center of condylar process
2. Balkwil 角 Balkwil angle

Balkwil 角：从髁突中心至下颌中切牙邻接点相连，与殆平面所成的角，称为 Balkwil 角。正常角度平均为 26°。

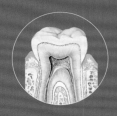

第五章
咬 合
Occlusion

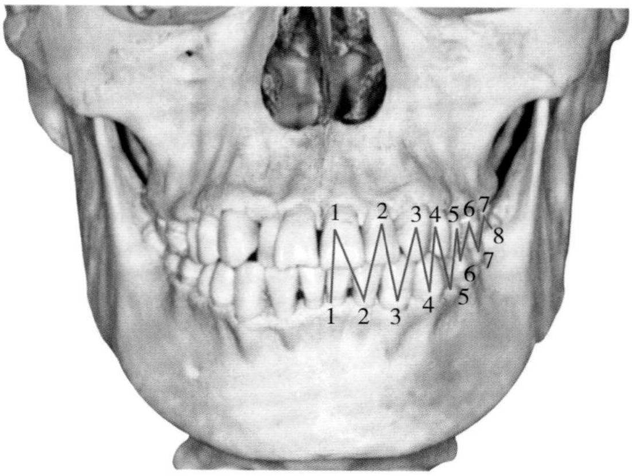

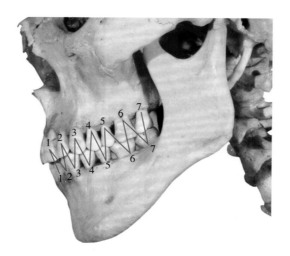

图 170 牙尖交错𬌗牙的接触关系（前面观）Contact relation of malocclusion tooth.Anterior view

图 171 牙尖交错𬌗牙的接触关系（侧面观）Contact relation of malocclusion tooth.Lateral view

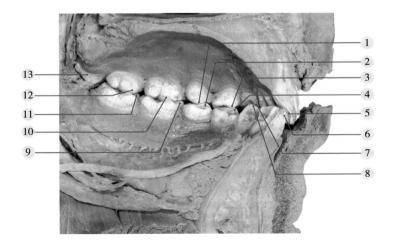

牙尖交错𬌗牙的接触关系（内侧面观）Contact relation of malocclusion tooth.Medial view

1. 上颌第二前磨牙舌尖 Lingual cusp of 2nd premolar of maxilla
2. 下颌第二前磨牙颊尖 Buccal cusp of 2nd premolar of mandible
3. 上颌第一前磨牙舌尖 Lingual cusp of 1st premolar of maxilla
4. 下颌第一前磨牙颊尖 Buccal cusp of 1st premolar of mandible
5. 上颌中切牙舌侧面 Lingual surface of central incisor of maxilla
6. 下颌中切牙切缘 Incisal edge of central incisor of mandible
7. 上颌尖牙舌侧面 Lingual surface of canine tooth of maxilla
8. 下颌尖牙牙尖 Dental cusp of canine tooth of mandible
9. 下颌第一磨牙颊尖 Buccal cusp of 1st molar of mandible
10. 上颌第一磨牙舌尖 Lingual cusp of 1st molar of maxilla
11. 下颌第二磨牙颊尖 Buccal cusp of 2nd molar of mandible
12. 上颌第二磨牙舌尖 Lingual cusp of 2nd molar of maxilla
13. 上颌第三磨牙 3rd molar of maxilla

【1】牙尖交错𬌗：是指上、下颌牙牙尖交错，达到最广泛、最紧密接触时的一种咬合关系。

【2】牙尖交错𬌗包括：近远中向关系、唇（颊）舌向关系和垂直向关系三种不同方向的接触关系。

【3】近远中向关系：是上颌一牙对下颌两个牙，大体上是上颌牙的远中与下颌近中接触关系。

【4】唇（颊）舌向关系：正常情况下，上牙列盖在下牙列唇（颊）侧。下牙列咬在上牙列舌侧面的解剖关系。

【5】垂直向关系：是下颌前牙切端的唇侧与上颌前牙舌侧面接触；上颌前磨牙的舌尖与下颌同名前磨牙的远中边缘嵴区域接触；下颌前磨牙的颊尖与同名前磨牙的近中边缘嵴区域接触。

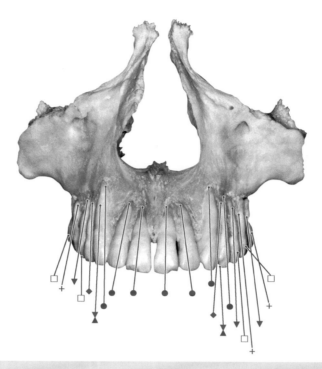

图 173 上颌牙的倾斜方向（前面观）Tilted direction of maxillary teeth.Anterior view（与图 174 共用图注）

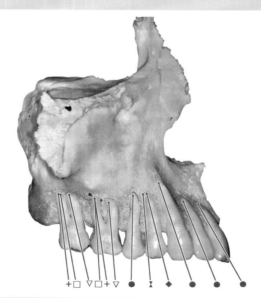

图 174 上颌牙的倾斜方向（外侧面观 1）Tilted direction of maxillary teeth.Lateral view（1）

单根————————●	舌根————————□
近中颊根————————▷	双根牙颊根————————◆
远中颊根————————+	双根牙舌根————————▶◀

【1】近远中向倾斜：上颌前牙近中向是 1<3<2，中切牙 5°、尖牙 15°、侧切牙 7°；前磨牙较正，磨牙近中角度依次增大。下颌前牙近中向是 1<2<3。

【2】唇（颊）舌向倾斜：上下颌切牙均向唇侧倾斜 1<2<3，上颌切牙倾斜度 > 下颌切牙。上下颌尖牙、上颌前磨牙及上下颌第一磨牙相对较正，下颌前磨牙略向舌侧斜。上颌第二、三磨牙向颊侧倾斜。下颌第二、三磨牙向舌侧倾斜。

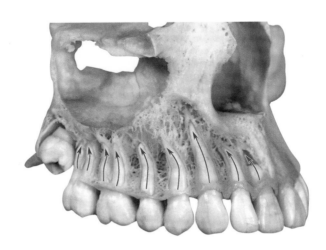

图 175 上颌牙的倾斜方向（外侧面观 2）Tilted direction of maxillary teeth.Lateral view（2）

【1】中切牙：偶尔根弯向唇侧、舌侧和远中舌侧。

【2】尖牙：根尖弯向远中。

【3】第一前磨牙颊、舌两根，根尖弯向远中，微向颊侧倾斜。

【4】第二前磨牙颊侧根均偏向远中向，微向颊侧倾斜。

【5】第一磨牙两颊侧根之间距离较近，偏向远中，颊、舌根之间分开较远，舌根倾向舌侧。

【6】第二磨牙两颊侧根距离较近，根偏向远中，并倾向颊侧。舌根倾向舌侧。

【7】第三磨牙三根愈合，根偏向远中。

5

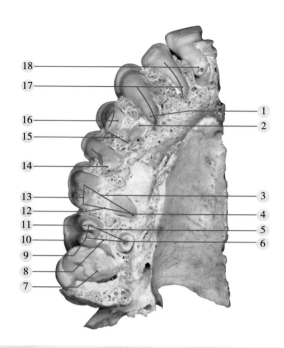

图 176 上颌牙的倾斜方向（上面观）Tilted direction of maxillary teeth.Superior view

1. 尖牙根 Canine tooth root
2. 第一前磨牙舌根 Lingual root of 1st premolar
3. 第一磨牙近中颊根与舌根的间距 Interval between mesial buccal root and lingual root of 1st molar
4. 第一磨牙舌根 Lingual root of 1st molar
5. 第二磨牙近中颊根与舌根的间距 Interval between mesial buccal root and lingual root of 2nd molar
6. 第二磨牙舌根 Lingual root of 2nd molar
7. 第三磨牙 3rd molar
8. 第二磨牙远中颊根与舌根的间距 Interval between distal buccal root and lingual root of 2nd molar
9. 远中颊根 Distal buccal root
10. 第二磨牙两颊根的间距 Interval between two buccal roots of 2nd molar
11. 近中颊根 Mesial buccal root
12. 第一磨牙远中颊根与舌根的间距 Interval between distal buccal root and lingual root of 1st molar
13. 第一磨牙两颊根的间距 Interval between two buccal roots and lingual root of 1st molar
14. 第二前磨牙根 2nd premolar root
15. 第一前磨牙颊根与舌根的间距 Interval between buccal and lingual root of 1st premolar root
16. 第一前磨牙颊根 Buccal root of 1st premolar
17. 侧切牙根 Root of lateral incisor
18. 中切牙根 Root of central incisor

【1】上颌尖牙：根长是冠的 2 倍，根尖弯向远中。

【2】上颌第一前磨牙：颊舌两根偏向远中，微向颊侧倾斜。

【3】上颌第二前磨牙：单根、变形，偏向远中，微向颊侧倾斜。

【4】第一磨牙：三根，舌根最大，偏向舌侧，与两颊根之间分开的距离较大，两颊根分开得较小，二者较近，向颊侧倾斜。

【5】第二磨牙：牙根数类同第一磨牙，根偏向远中。舌根倾向舌侧，两颊根偏向颊侧。

【6】第三磨牙：三根愈合，根较短而粗。

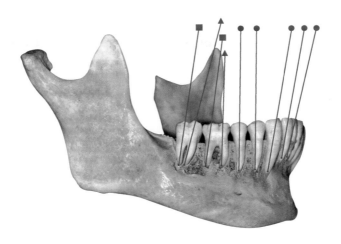

图 177 下颌牙的倾斜方向（外侧面观）Tilted direction of mandibular teeth.Lateral view（与图 178 共用图注）

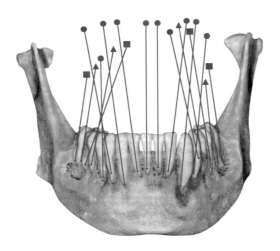

图 178 下颌牙的倾斜方向（前面观）Tilted direction of mandibular teeth.Anterior view

单根 ————— ●   远中根————— ■
近中根————— ▶

5

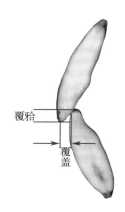

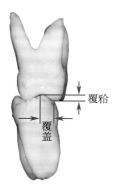

图 179　前牙覆𬌗与覆盖示意图 Diagram of over-bite and over-jet of anterior teeth

图 180　后牙覆𬌗与覆盖示意图 Diagram of over-bite and over-jet of posterior teeth

【1】覆𬌗：是指上颌牙盖过下颌牙唇(颊)面的垂直距离。

①对于前牙，它是指上切牙切缘与下切牙切缘之间的垂直距离，正常为 2~4mm。

②对于后牙，它是指上后牙颊尖顶与下后牙颊尖顶之间的垂直距离。

【2】覆盖：是指上颌牙盖过下颌牙的水平距离。

①对于前牙，它是指上切牙切缘与下切牙切缘之间前后向的水平距离，正常为 2~4mm。

②对于后牙，它是指上后牙颊尖盖至下后牙颊尖的颊侧，两颊尖顶之间的水平距离，一般在 3mm 以内。临床上所用的覆盖，通常是指前牙的覆盖。

【3】正常覆𬌗与覆盖：通常用浅覆𬌗、浅覆盖来作为正常覆𬌗与覆盖。上牙列包盖在下牙列唇侧或颊侧，使唇颊软组织受到保护，而不致咬伤。同样，在下牙列包盖在上牙列的舌侧，对舌缘起着重要的保护作用，使之在咀嚼食物时不会被咬伤。上下颌牙尖交错嵌合，密切接触的关系，从而提高咀嚼食物的效能。

【4】浅覆𬌗：指上切牙盖在下切牙的切 1/3 之内，为浅覆𬌗。

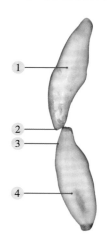

图 181　正常𬌗示意图 Diagram of normal occlusion

1. 上颌切牙 Incisor of maxilla
2. 上颌切牙切缘 Incisor margin of incisor of maxilla
3. 下颌切牙唇面 Labial surface of incisor of mandible
4. 下颌切牙 Incisor of mandible

正常殆:应是对咀嚼系统功能无妨碍,并能促进良好生理功能发挥的一种咬殆。

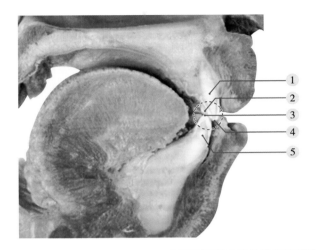

图 182 前牙正常殆(矢状面观)Normal occlusion of anterior teeth.Sagittal view

1. 上颌中切牙 Central incisor of maxilla
2. 上颌中切牙舌侧面 Lingual surface of central incisor of maxilla
3. 下颌中切牙切缘 Incisal edge of central

incisor of mandible
4. 上颌中切牙切缘 Incisal edge of central incisor of maxilla
5. 下颌中切牙 Central incisor of mandible

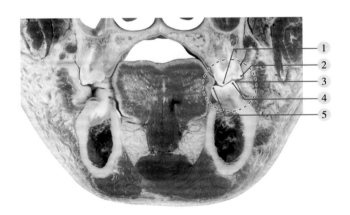

图 183 后牙正常殆(冠状面观)Normal occlusion of posterior teeth.Coronal view

1. 上颌后磨牙舌尖 Lingual cusp of posterior molar of maxilla
2. 上颌后磨牙颊尖 Buccal cusp of posterior molar of maxilla
3. 下颌后磨牙颊尖的颊面 Buccal surface of

buccal cusp of posterior molar of mandible
4. 下颌后磨牙颊尖 Buccal cusp of posterior molar of mandible
5. 下颌后磨牙舌尖 Lingual cusp of posterior molar of maxilla

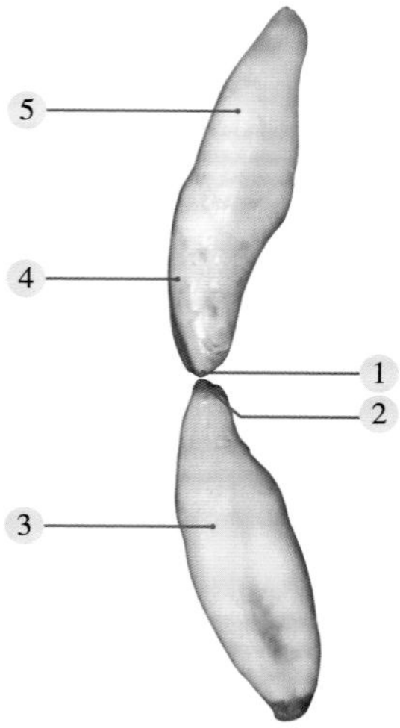

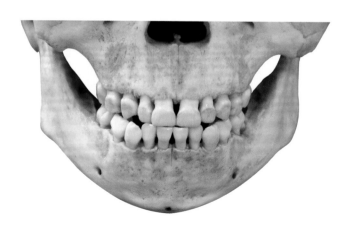

5

图 184 对刃𬌗示意图 Diagram of edge to edge bite

1. 上颌切牙切缘 Incisor margin of incisor of maxilla
2. 下颌切牙切缘 Incisor margin of incisor of mandible

3. 下颌切牙 Incisor of mandible
4. 上颌切牙唇面 Labial surface of incisor of maxilla
5. 上颌切牙 Incisor of maxilla

【1】对刃𬌗：指牙尖交错𬌗时，上下切缘接触，覆𬌗与覆盖均为零的前牙咬合关系。
【2】对刃𬌗对切割食物和面部形态有一定影响。

图 185 对刃𬌗（前面观）Edge to edge bite.Anterior view

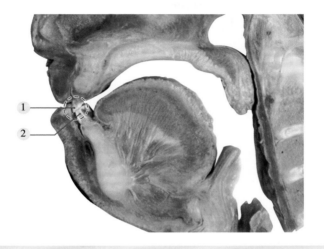

图 186 对刃𬌗(矢状面观)Edge to edge bite.Sagittal view

1. 上颌切牙切缘 Incisor margin of incisor of maxilla
2. 下颌切牙切缘 Incisor margin of incisor of mandible

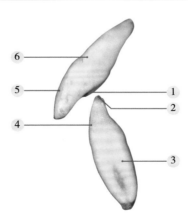

图 187 深覆盖示意图 Diagram of deep over-jet

1. 上颌切牙舌面 Lingual surface of incisor of maxilla
2. 下颌切牙切缘 Incisor margin of incisor of mandible
3. 下颌切牙 Incisor of mandible
4. 下颌切牙唇面 Labial surface of incisor of mandible
5. 上颌切牙唇面 Labial surface of incisor of maxilla
6. 上颌切牙 Incisor of maxilla

　　指牙尖交错𬌗时,下切牙咬在上切牙的切 2/3 以上(舌侧面),上前牙向唇侧倾斜程度较大。重度深覆盖,下切牙常咬在上切牙腭侧黏膜。

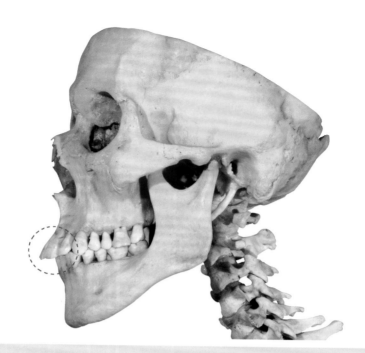

图 188　深覆盖(外侧面观) Deep over-jet.Lateral view

深覆盖对唇齿音的发音有明显影响,患者常伴有上颌前突的面型,对美观有一定影响。

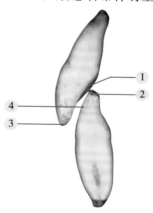

图 189　深覆𬌗示意图 Diagram of deep over-bite

1. 上颌切牙舌面 Lingual surface of incisor of maxilla
2. 下颌切牙切缘 Incisor margin of incisor of mandible
3. 上颌切牙切缘 Incisor margin of incisor of maxilla
4. 下颌切牙唇面 Labial surface of incisor of mandible

深覆𬌗:是指牙尖交错𬌗时,上切牙盖在下切牙的切 2/3 以上(唇侧面)。下切牙被上切牙包盖。重度内倾型深覆𬌗患者,上切牙常咬伤下切牙唇侧牙龈,影响局部组织健康。

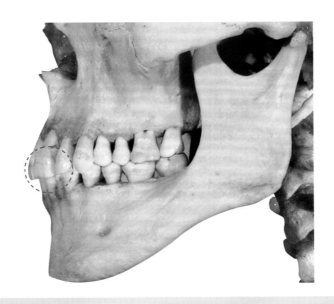

图 190 深覆𬌗(外侧面观) Deep over-bite.Lateral view

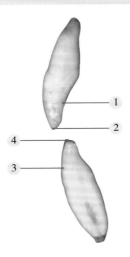

图 191 开𬌗示意图 Diagram of open bite

1. 上颌切牙舌面 Lingual surface of incisor of maxilla
2. 上颌切牙切缘 Incisor margin of incisor of maxilla
3. 下颌切牙唇面 Labial surface of incisor of mandible
4. 下颌切牙切缘 Incisor margin of incisor of mandible

　　开𬌗：是指牙尖交错𬌗时，上下牙列部分前牙或前磨牙均不接触，上下牙切缘之间在垂直方向有空隙。这种开𬌗型使切割功能完全丧失，对发音和面型的影响很大。

5

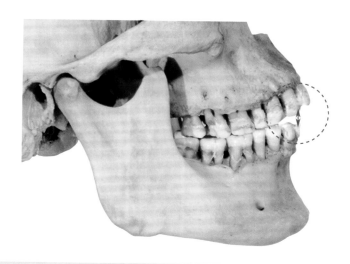

图 192　开𬌗(外侧面观) Open bite.Lateral view

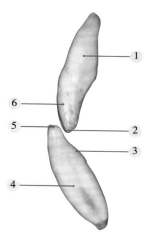

图 193　反𬌗示意图 Diagram of cross bite

1. 上颌切牙 Incisor of maxilla
2. 上颌切牙切缘 Incisor margin of incisor of maxilla
3. 下颌切牙舌面 Lingual surface of incisor of mandible

4. 下颌切牙 Incisor of mandible
5. 下颌切牙切缘 Incisor margin of incisor of mandible
6. 上颌切牙唇面 Labial surface of incisor of maxilla

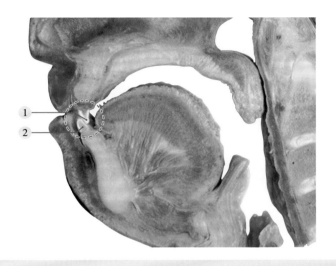

图 194 前牙反𬌗(矢状面观)Anterior cross bite.Sagittal view

1. 上颌切牙唇面 Labial surface of incisor of maxilla

2. 下颌切牙舌面 Lingual surface of incisor of mandible

　　前牙反𬌗：是指牙尖交错𬌗时，下颌前牙咬在上颌前牙之前，覆盖为负值。反𬌗对切割功能、面型和唇齿音的发音有较大影响。

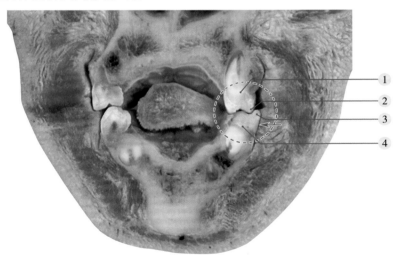

图 195 后牙反𬌗(冠状面观)Posterior cross bite.Coronal view

1. 上颌后牙 Posterior tooth of maxilla
2. 上颌后牙颊尖的颊侧面 Buccal surface of buccal cusp of posterior tooth of maxilla

3. 下颌后牙颊尖 Buccal cusp of posterior tooth of mandible
4. 下颌后牙 Posterior tooth of mandible

　　后牙反𬌗：表现为下颌后牙的颊尖咬在上颌后牙颊尖的颊侧。

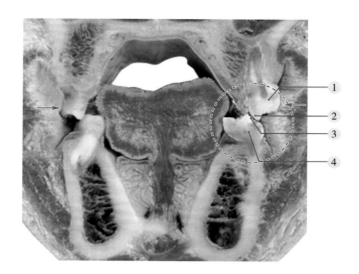

图 196 后牙锁𬌗（冠状面观）Locked occlusion of posterior teeth.Coronal view

1. 上颌后牙 Posterior tooth of maxilla
2. 上颌后牙舌尖的舌面 Lingual surface of lingual cusp of posterior tooth of maxilla
3. 下颌后牙颊尖的颊面 Buccal surface of buccal cusp of posterior tooth of mandible
4. 下颌后牙 Posterior tooth of mandible

后牙锁𬌗：为上颌后牙的舌尖咬在下颌后牙颊尖的颊面。

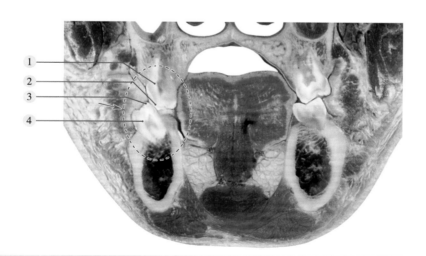

图 197 后牙反锁𬌗（冠状面观）Underhung bite of posterior teeth.Coronal view

1. 上颌后牙 Posterior tooth of maxilla
2. 上颌后牙颊尖的颊面 Buccal surface of buccal cusp of posterior tooth of maxilla
3. 下颌后牙舌尖 Lingue cusp of posterior tooth of mandible
4. 下颌后牙 Posterior tooth of mandible

后牙反锁𬌗：表现为下颌后牙的舌尖咬在上颌后牙颊尖的颊面。

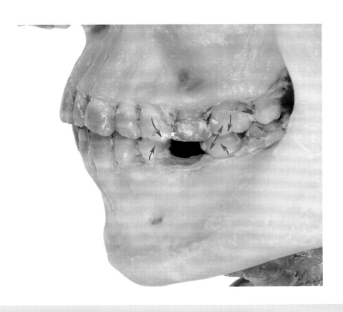

图 198 牙齿咬合的动力平衡与牙齿位置的稳定性 Stability of correlated state of dental articulation and teeth position

　　下颌第一磨牙缺损,上下、前后、内外的动力平衡遭到破坏,缺损牙前后牙和对颌牙萌出阻力变小,牙齿发生倾斜移位,间隙变大,直至各牙萌出阻力大于萌出力而止。

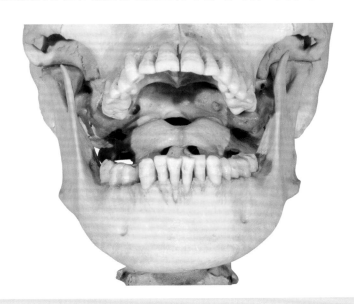

图 199 最大开颌(前面观)Maximum open bite.Anterior view

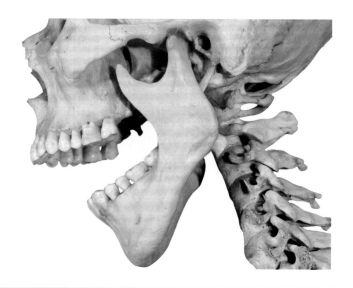

图 200 最大开颌（侧面观）Maximum open bite.Lateral view

【1】开颌运动：是两颗下颌关节对称运动。开口型，下颌下降时颏点向下运动的方向，可分为小开颌运动、大开颌运动和最大开颌运动。

【2】小开颌运动：是下颌下降 2cm。仅下颌髁突作转动运动。

【3】大开颌运动：下颌下降 2cm 以上。下颌髁突作转动运动并连同下颌关节盘向前滑动至关结节。

【4】最大开颌运动：打哈欠时下颌运动是最大开颌运动。

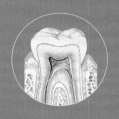

第六章
上颌骨牙槽突与牙齿

Alveolar process and teeth of maxilla

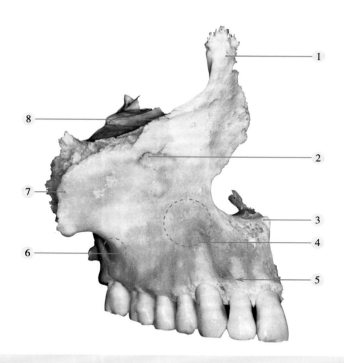

图 201　上颌骨（前面观）Maxilla.Anterior view

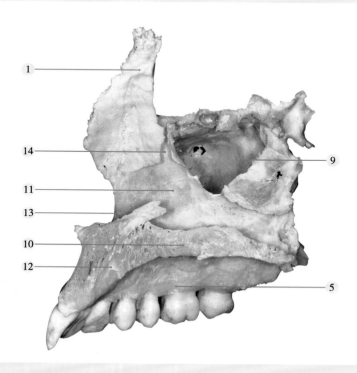

图 202　上颌骨（内侧面观）Maxilla.Medial view

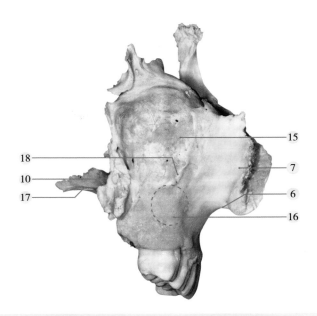

图 203 上颌骨（后面观）Maxilla.Posterior view

1. 额突 Frontal process
2. 眶下孔 Infraorbital foramen
3. 鼻前棘 Anterior nasal spine
4. 尖牙窝 Canine fossa
5. 牙槽突 Alveolar process
6. 颧牙槽嵴 Zygomatic alveolar ridge
7. 颧突 Zygomatic process
8. 眶下缘 Infraorbital margin
9. 上颌窦 Maxillary sinus
10. 腭突 Palatine process
11. 鼻面 Nasal surface
12. 切牙管 Incisive duct
13. 鼻切迹 Nasal notch
14. 泪沟 Lacrimal sulcus
15. 上颌骨后面 Posterior surface of maxilla
16. 上颌结节 Maxillary tuberosity
17. 水平板 Horizontal plate
18. 牙槽孔 Alveolar foramina

　　【1】牙槽突：自上颌骨体向下突出，前窄后宽。下缘向下游离，称牙槽缘。牙槽缘上有 8 个牙槽窝以容纳牙齿，尖牙窝最深，磨牙窝最阔。左右牙槽突合成牙槽弓。

　　【2】上颌结节：位于上颌骨后面的下部，为 8 号牙后方一粗糙圆形的隆起，其隆起上方有数个牙槽孔，是行上牙槽后神经麻醉的部位。

　　【3】颧牙槽嵴：位于上颌骨体的前面与后面在外侧移行处，是上牙槽后神经麻醉的标志。上颌第 6 号牙恒定长在颧牙槽嵴上，由此计数牙齿。

　　【4】尖牙窝：位于前磨牙根尖的上方，此处骨板薄，是上颌窦开窗引流的部位。

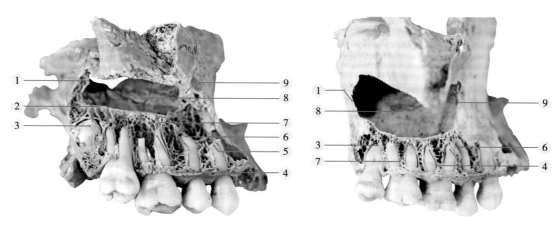

下壁骨质较厚　　　　　　　　　　　　　　　　　下壁骨质较薄

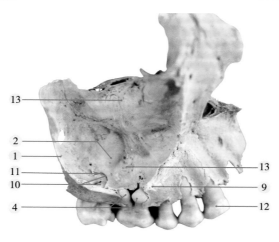

缺少骨质

图 204　上颌窦下壁与牙根的关系 Relationships between maxillary sinus inferior wall and roots of teeth

1. 上颌窦后壁 Posterior wall of maxillary sinus
2. 上颌窦下壁 Inferior wall of maxillary sinus
3. 第三磨牙 3rd molar
4. 第一磨牙根 1st molar root
5. 第一前磨牙根 1st premolar root
6. 第二前磨牙根 2nd premolar root
7. 下壁与根尖距离 Interval between inferior

wall and root tip
8. 上颌窦 Maxillary sinus
9. 前壁 Anterior wall
10. 第二磨牙根尖 Root tip of 2nd molar
11. 骨板缺损 Bone lamella defect
12. 尖牙 Canine tooth
13. 舌根隆凸 Bulge of lingual root

【1】上颌窦发育的大小,使覆盖上颌第 5~8 号牙根尖上的骨板(上颌窦下壁)的厚度有所不同。

【2】上颌窦发育较差,窦腔较小,窦下壁骨质较厚。第二前磨牙和第一至第三磨牙根尖

距离上颌窦底较远。

【3】上颌窦发育良好,窦壁较薄,窦腔明显增大,第二前磨牙和第一至三磨牙根尖距离上颌窦下壁仅隔一较薄骨板。上颌第一磨牙根尖距离窦底最近,窦下壁形成小的凸起,称为第一磨牙舌根隆凸;第二磨牙次之;第二前磨牙和第三磨牙再次之。

【4】上颌窦气化很好,窦壁极薄,窦腔极大,第一、二磨牙根尖突破上颌窦下壁骨板,仅有上颌窦黏膜覆盖。临床上牙源性感染可累及到上颌窦。在拔出后牙时,注意避免将断根推入上颌窦内造成上颌窦瘘。

【5】上颌第一磨牙牙槽窝与上颌窦相通的为5.41%;第二磨牙牙槽窝与上颌窦相通的为47.50%;第三磨牙中高位阻生,女性高于男性。

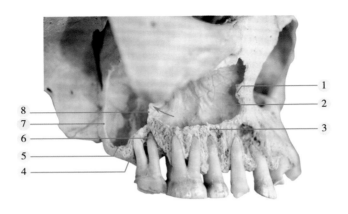

纵行单间隔 Longitudinal single spacer plate

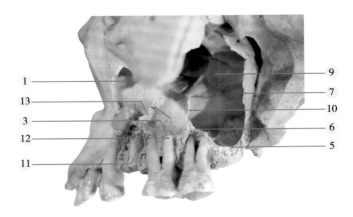

纵行双间隔 Longitudinal double spacer plate

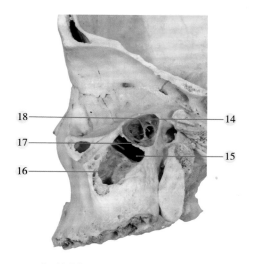

水平间隔 Horizontal spacer plate

图205 上颌窦间隔 Spacer plate in maxillary sinus

1. 前壁 Anterior wall
2. 上颌窦 Maxillary sinus
3. 下壁骨板 Bone plates of inferior wall
4. 磨牙三角 Molar triangle
5. 上颌窦最低部 Lowest part of maxillary sinus
6. 第二磨牙近颊根尖 Mesial buccal root tip of 2nd molar
7. 后壁 Posterior wall
8. 垂直骨板 Vertical bone plate
9. 内侧壁 Medial wall
10. 后垂直骨板 Posterior vertical bone plate
11. 第二前磨牙根 2nd premolar root
12. 第一磨牙根尖 Root tip of 1st molar
13. 前垂直骨板 Anterior vertical bone plate
14. 上颌窦上腔 Superior cavitas of maxillary sinus
15. 上颌窦裂孔 Maxillary hiatus
16. 上颌窦下腔 Inferior cavitas of maxillary sinus
17. 水平间隔 Horizontal bone plate
18. 眶下管 Inferior orbital canal

【1】上颌窦腔内可见 1~2 个纵行的骨性间隔,出现率为 30.48%,发生在第一、第二磨牙区的比较高,可达 46.8%。单间隔垂直骨板一般位于第二磨牙近中根根尖上方。

【2】纵行双间隔垂直骨板中的前间隔骨板位于第二前磨牙根尖的上方;后间隔骨板位于上颌第二磨牙近中颊根根尖的上方。垂直间隔骨板对牙齿咬合咀嚼的压力起到支持作用。

【3】纵行间隔的存在,故临床上颌窦引流应特别需要注意,对术式及风险评估很重要。

【4】上颌窦有时出现骨性水平间隔,将上颌窦腔分为上下两个互不相通的窦腔,并分别开口于上鼻道和中鼻道,出现率为 1.6%。

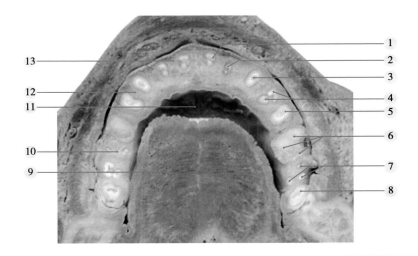

图 206 上颌骨牙槽突的横断面 Transection section of alveolar process of maxilla

1. 中切牙根 Root of central incisor
2. 侧切牙根 Root of lateral incisor
3. 尖牙根 Canine tooth root
4. 第一前磨牙颊侧根与舌侧根 Buccal and lingual root of 1st premolar root
5. 第二前磨牙根 2nd premolar root
6. 第一磨牙根 1st molar root
7. 第二磨牙根 2nd molar root
8. 第三磨牙融合根 Fusion root of 3rd molar
9. 舌 Tongue
10. 牙根间隔 Interradicular septa
11. 硬腭 Hard palate
12. 牙槽间隔 Interdental septa
13. 牙槽突 Alveolar process

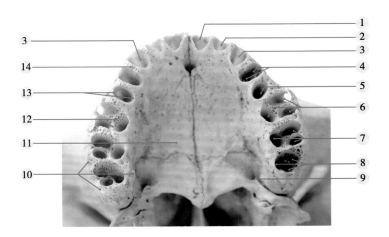

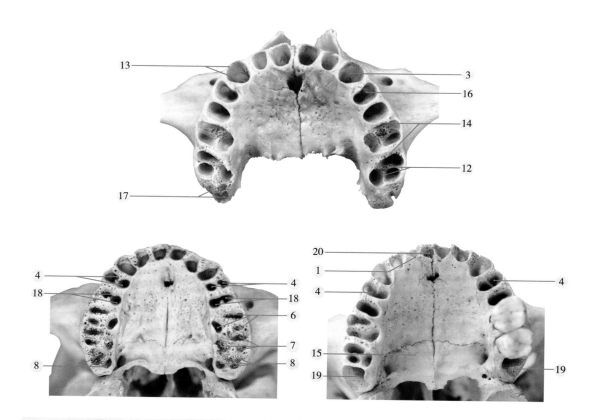

图 207　上颌骨牙槽窝的形态 Shapes of alveolar sockets of maxilla

1. 中切牙牙槽窝 Alveolar sockets of central incisor
2. 侧切牙牙槽窝 Alveolar sockets of lateral incisor
3. 尖牙牙槽窝 Alveolar sockets of canine
4. 第一前磨牙双根的牙槽窝 Alveolar sockets of double roots of 1st premolar
5. 第二前磨牙单根的牙槽窝 Alveolar sockets of simple root of 2nd premolar
6. 第一磨牙三根的牙槽窝 Alveolar sockets of three roots of 1st molar
7. 第二磨牙三根的牙槽窝 Alveolar sockets of three roots of 2nd molar
8. 第三磨牙三根的牙槽窝 Alveolar sockets of three roots of 3rd molar
9. 腭大孔 Greater palatine foramen
10. 牙槽突 Alveolar process
11. 上颌骨腭突 Palatine process of maxilla
12. 牙根间隔 Interradicular septa
13. 牙槽嵴 Alveolar ridge
14. 牙槽间隔 Interdental septa
15. 水平板 Horizontal plate
16. 第一前磨牙单根的牙槽窝 Alveolar sockets of single root of 1st premolar
17. 第三磨牙双根的牙槽窝 Alveolar sockets of double roots of 3rd molar
18. 第二前磨牙双根的牙槽窝 Alveolar sockets of double roots of 2nd premolar
19. 第三磨牙单根的牙槽窝 Alveolar sockets of single root of 3rd molar
20. 多生牙的牙槽窝 Alveolar sockets of accessory tooth

6

示 1 号牙至第 8 号牙各牙根尖窝数量

	1	2	3	4	5	6	7	8
A 右侧	1	1	1	1	1	3	3	3
左侧	1	1	1	2	1	3	3	3
B 右侧	1	1	1	2	1	3	3	2
左侧	1	1	1	2	1	3		
C 右侧	1	1	1	2	2	3	3	3
左侧	1	1	1	2	2	3	3	3
D 右侧	1	1	1	1	2	1	3	3	1
左侧		1	1	1	2	2	3	3	1

单 1 为两中切牙之间多生牙的牙槽窝

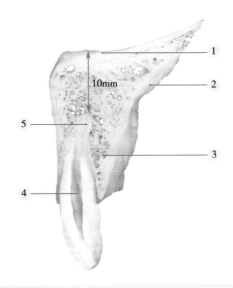

图 208 经上颌中切牙的唇舌向切面 Section of labial and tongue through central incisor of maxilla（与图 209 共用图注）

【1】通常上颌中切牙根位于鼻腔底的下方。切牙根尖与鼻腔底的关系取决于上牙槽突的高度和中切牙根长度这两个因素。牙槽突短而根长的人，中切牙根可伸入鼻腔底，根尖仅藉一菲薄的骨片与鼻腔相隔，但很少伸入鼻腔底。临床中切牙根囊肿可突入下鼻道。

【2】牙槽后松质，位于牙根舌侧面的固有牙槽骨与牙槽突和牙槽突骨内板之间的楔形骨松质，称为牙槽后松质。

【3】中切牙根唇面的固有牙槽骨与牙槽突骨外板相融合，而中切牙根舌面有一楔形的松质，位于固有牙槽骨与牙槽突骨内板之间，构成了牙槽突骨内板厚于骨外板。当切牙脓肿时，常常穿通较薄的牙槽突骨外板，是脓肿穿孔开口与口腔前庭的原因。

【4】鼻腔底与中切牙牙槽窝底之间的距离约 10mm。

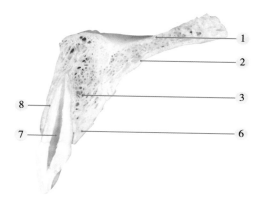

图 209 经上颌侧切牙的唇舌向切面 Section of labial and tongue through lateral incisor of maxilla

1. 鼻板 Nasal plate
2. 腭板 Palatine shelf
3. 牙槽后松质 Postalveolar spongy bone
4. 中切牙 Central incisor
5. 中切牙根尖 Root tip of central incisor
6. 骨内板 Internal plate of bone
7. 侧切牙髓腔 Pulp chamber of lateral incisor
8. 骨外板 Outer plate of bone

　　上颌侧切牙根常有变异,变异牙根尖弯向舌侧,当根周脓肿在舌侧扩大时,可穿通牙槽突骨内板而引起腭脓肿。

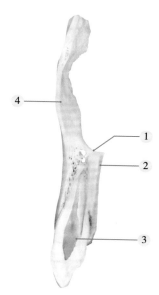

图 210 经上颌尖牙的唇舌向切面 Section of labial and tongue through canine tooth of maxilla（与图 211 共用图注）

【1】上颌尖牙埋藏在尖牙柱的下段内,即上颌窦腔和鼻腔之间的骨性隔板下端(即上颌窦内侧壁,鼻腔的外侧壁),故鼻腔和上颌窦都未与尖牙牙槽窝和尖牙根发生关系。在个别的上颌窦发育宽大,窦腔前端明显向前扩伸到尖牙牙槽窝的舌侧面。

【2】上颌尖牙牙槽骨是上颌牙中最明显的。尖牙与牙槽突骨内、外板的关系与切牙基本相似,牙槽突骨内板(包括牙槽后松质)厚于骨外板。

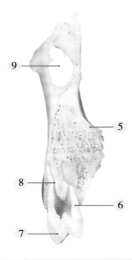

图 211　经上颌第一前磨牙的颊舌向切面 Section of cheek and tongue through 1st premolar of maxilla

1. 鼻底 Floor of nose
2. 腭板 Palatine shelf
3. 尖牙 Canine tooth
4. 鼻腔外侧壁 Lateral wall of nasal cavity
5. 鼻底 Floor of nose
6. 第一前磨牙舌根 Lingual root of 1st premolar
7. 第一前磨牙 1st premolar
8. 第一前磨牙颊根 Buccal root of 1st premolar
9. 上颌窦 Maxillary sinus

【1】第一前磨牙的牙槽窝与牙槽突和牙槽骨骨内板的关系取决于牙根的构成方式。如单根,则根颊侧固有牙槽骨与牙槽突骨外板相融合,而根舌面固有藉松质(牙槽后松质)与骨内板隔开。若第一前磨牙双根时,颊根紧贴牙槽突骨外板,而舌根几乎位于牙槽突骨内板的松质中。

【2】第一前磨牙位于上颌窦底的下方,但此牙几乎都远离上颌窦底,因为窦底在前磨牙区前上方上升为上颌窦的前壁。

6

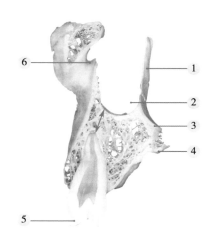

图 212　经上颌第二前磨牙的颊舌向切面 Section of cheek and tongue through 2nd premolar of maxilla（与图 213 共用图注）

　　上颌第二前磨牙与上颌窦关系密切,仅在上颌窦缺如或发育不好时才有骨松质将第二前磨牙根与上颌窦底隔开。大多数人窦底下降至第二前磨牙根尖附近,它们之间仅藉一薄层骨密质隔开。有时上颌窦底可下降至牙槽窝顶以下,此时牙槽窝顶高出上颌窦底,而在上颌窦底形成一个小隆起,甚至有的牙槽窝与上颌窦底之间的骨板消失,牙周组织与窦黏膜相贴。

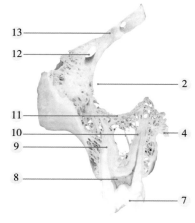

图 213　经上颌第一磨牙的颊舌向切面 Section of cheek and tongue through 1st molar of maxilla

1. 鼻腔外侧壁 Lateral wall of nasal cavity
2. 上颌窦 Maxillary sinus
3. 鼻底 Floor of nose
4. 腭板 Palatine shelf
5. 第二前磨牙 2nd premolar
6. 眶下孔 Infraorbital foramen
7. 第一磨牙 1st molar

8. 第一磨牙髓腔 Pulp chamber of 1st molar
9. 第一磨牙远颊根 Distal buccal root of 1st molar
10. 第一磨牙舌根 Lingual root of 1st molar
11. 上颌窦底 Floor of maxillary sinus
12. 眶下管 Infraorbital canal
13. 眶面 Orbital surface

【1】第一磨牙近远颊根和舌根之间的距离较大,其舌根常伸至分隔鼻腔和上颌窦之间的间隔的基底部,极个别情况下,甚至可伸至鼻腔的外侧。

【2】磨牙根是分叉的,故上颌窦底可向下扩展至磨牙根,特别是上颌第一磨牙根分叉处。

【3】磨牙区牙槽突骨内板系垂直位,而舌根是位于远颊根的舌侧。舌根牙槽窝的固有牙槽骨常与牙槽突骨内板融合,缺乏牙槽后松质,而牙槽后松质仅局限在近颊根舌侧与牙槽突骨内板之间的一个小区域内。

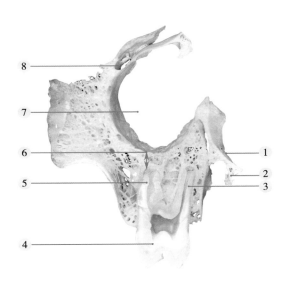

图 214 经上颌第二磨牙的颊舌向切面 Section of cheek and tongue through 2nd molar of maxilla(与图 215 共用图注)

【1】上颌第一、第二磨牙根与上颌窦之间关系密切。第一、第二磨牙根窝几乎到达上颌窦底,并且有一些牙根或全部牙根的牙槽向上突入窦内,在窦底形成若干个小突起。

【2】上颌第一、第二磨牙远中颊根与舌根之间的窦底向下扩展,造成磨牙根窝顶突出窦底平面,形成的突起分别称为舌根隆凸和颊根隆凸。

6

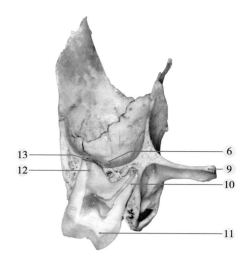

13 ———
12 ———

——— 6
——— 9
——— 10

——— 11

图 215 经上颌第三磨牙的颊舌向切面 Section of cheek and tongue through 3rd molar of maxilla

1. 鼻底 Floor of nose
2. 腭板 Palatine shelf
3. 第二磨牙舌根 Lingual root of 2nd molar
4. 第二磨牙 2nd molar
5. 第二磨牙近中颊根 Mesial buccal root of 2nd molar
6. 上颌窦底 Floor of maxillary sinus

7. 上颌窦 Maxillary sinus
8. 眶下管 Infraorbital canal
9. 水平板 Horizontal plate
10. 第三磨牙舌根 Lingual root of 3rd molar
11. 第三磨牙 3rd molar
12. 第三磨牙颊根 Buccal root of 3rd molar
13. 牙根隆凸 Bulge of tooth root

上颌第三磨牙牙根变异很大，与第一、第二磨牙的情况不同。

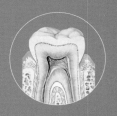

第七章
下颌骨牙槽突与牙齿

Alveolar process and teeth of mandible

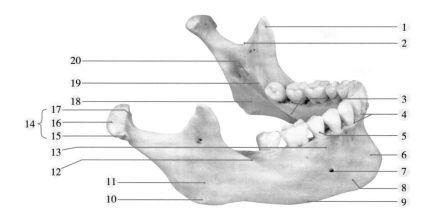

图 216 下颌骨（外侧面观）Mandible.Lateral view

1. 冠突 Coronoid process
2. 下颌切迹 Mandibular notch
3. 下颌舌骨肌线（内斜线）Mylohyoid line（internal oblique line）
4. 牙槽缘 Alveolar margin
5. 第二前磨牙 2nd premolar
6. 颏结节 Mental tubercle
7. 颏孔 Mental foramen
8. 颏隆凸 Mental protuberance
9. 下颌骨下缘 Lower margin of mandible
10. 下颌角 Angle of mandible
11. 咬肌粗隆 Masseteric tuberosity
12. 斜线 Oblique line
13. 牙槽轭 Juga alveolaria
14. 髁突 Condylar process
15. 下颌颈 Neck of mandible
16. 下颌头 Head of mandible
17. 翼肌凹 Pterygoid fovea
18. 翼肌粗隆 Pterygoid tuberosity
19. 下颌舌骨沟 Mylohyoid groove
20. 下颌小舌 Mandibular lingula

【1】颏孔：位于斜线（外斜线）上方，下颌第二前磨牙或第一、二前磨牙之间的下方，下颌体上、下缘之间稍上方。颏神经、血管通过该孔。

【2】儿童时期颏孔位置：在第一恒磨牙萌出前，颏孔位于第一乳磨牙的下方，距下颌骨下缘较近。

【3】老年时期颏孔位置：由于牙列缺失，牙槽突萎缩吸收，颏孔位置相对上移，距下颌骨牙槽缘（下颌骨上缘）较近。

【4】颏孔朝向：成人颏孔朝向外、后、上方。颏神经麻醉时应注意进针方向。

【5】斜线：从颏结节经颏孔下方向后上延至下颌支前缘的一条骨嵴，又称外斜线。此线为降下唇肌和降口角肌的附着点。

7

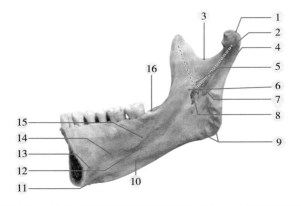

下颌骨（内侧面观）Mandible.Medial view

1. 髁突 Condylar process
2. 翼肌凹 Pterygoid fovea
3. 下颌切迹 Mandibular notch
4. 髁突颈 Neck of condyle
5. 下颌隆凸 Torus mandibularis
6. 下颌小舌 Mandibular lingula
7. 下颌神经沟 Mandibular nerve groove
8. 下颌孔 Mandibular foramen
9. 翼肌粗隆 Pterygoid tuberosity
10. 下颌下腺凹 Submandibular fovea
11. 二腹肌窝 Digastric fossa
12. 下颌舌骨沟 Mylohyoid groove
13. 颏棘 Mental spine
14. 舌下腺凹 Sublingual fovea
15. 下颌舌骨肌线（内斜线）Mylohyoid line (internal oblique line)
16. 磨牙后三角 Retromolar triangle

【1】下颌孔：位于下颌支内面，其中央略偏后上方，呈漏斗状开口朝向后上方。下牙槽神经、血管通过此孔进入下颌管。

【2】下颌隆凸：位于下颌孔的后上方，是由冠突和髁突分别向后下方和前下方汇合而成的骨嵴。临床上施下颌隆凸区麻醉的标志。

【3】下颌隆凸区结构：由前向后依次有颊神经、舌神经、下牙槽神经和下牙槽动静脉经过。

【4】下颌神经沟：位于下颌孔的后上方，相当于下颌磨牙𬌗平面上方约 1cm 处，沟内有下牙槽神经、血管通过此入孔，行下牙槽神经麻醉注射针尖应到达下颌孔上方 1cm 处。

【5】下颌舌骨沟：下颌孔的下方有一向前下的沟，沿内斜线下方向前延伸，沟内有下颌舌骨肌神经、血管通过。

【6】下颌舌骨肌线（内斜线）：位于下颌骨内侧面，自颏棘下方斜向后上方，与下颌骨外侧面斜线相对应的骨嵴称下颌舌骨肌线，又称内斜线。有下颌舌骨肌附着在此线上。

7

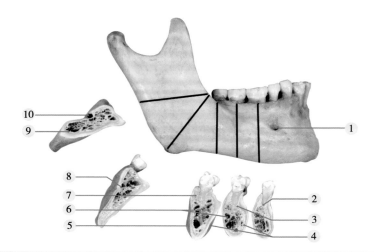

图 218 下颌管的形态和位置 Shape and position of mandibular canal

1. 颏孔 Mental foramen
2. 第一磨牙正中垂直剖面 Median vertical section of 1st molar
3. 第二磨牙正中垂直剖面 Median vertical section of 2nd molar
4. 骨外板 Outer plate of bone
5. 骨内板 Internal plate of bone
6. 下颌管 Mandibular canal
7. 第三磨牙正中垂直剖面 Median vertical section of 3rd molar
8. 下颌角斜剖面 Oblique section of angle of mandible
9. 下颌孔下缘水平剖面 Level section of inferior border of mandibular foramen
10. 下颌孔 Mandibular foramen

【1】下颌管：位于下颌骨骨松质间的一个骨密质管道，在下颌支内行向前下，至下颌体内几乎水平向前，行于下颌诸牙槽窝下方，发出小管到各个牙槽窝。管内行有分布到下颌牙齿的下牙槽神经、血管。

【2】下颌管与下颌磨牙根尖比较近，特别是下颌第三磨牙，在拔牙或摘除断根时应注意此结构，避免损伤管内的下牙槽神经和血管。

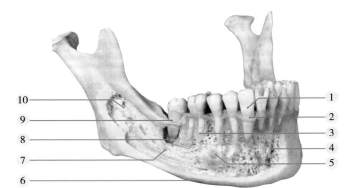

图 219 下颌管与牙根的毗邻关系（1）Relations between mandibular canal and roots of teeth（1）

1. 尖牙 Canine tooth
2. 牙槽嵴 Alveolar ridge
3. 第一磨牙近中颊根 Mesial buccal root of 1st molar
4. 侧切牙小管 Lateral incisor canaliculus
5. 颏孔 Mental foramen
6. 下颌骨下缘 Inferior border of mandible
7. 下颌管（下颌体部）Mandibular canal in mandibular body
8. 根尖周吸收 Periapical resorption
9. 第二磨牙根 2nd molar root
10. 下颌管（下颌支部）Mandibular canal in mandibular ramus

【1】下颌管紧邻下颌骨的骨内板，并构成较厚的管内侧壁，即舌侧骨板，管走在牙槽窝的下方。

【2】下颌管的上、外、下壁为骨松质邻接，下颌支段距下颌支前缘较近，在体部的下颌管距下颌体下缘要比牙槽嵴近。

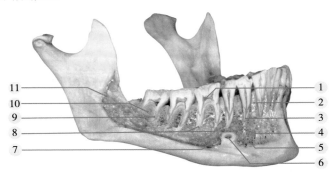

图 220 下颌管与牙根的毗邻关系（2）Relations between mandibular canal and roots of teeth（2）

1. 牙髓腔 Dental pulp cavity
2. 牙槽间隔 Interalveolar septa
3. 根尖孔 Apical foramen
4. 牙小管 Canaliculi dentales
5. 切牙支小管 Canaliculus of incisors branch
6. 颏孔 Mental foramen
7. 下颌管（下颌体部）Mandibular canal in mandibular body
8. 磨牙支小管 Canaliculus of molar branch
9. 第三磨牙近中颊根尖 Mesial buccal root tip of 3rd molar
10. 牙根间隔 Interradicular septa
11. 下颌管（下颌支部）Mandibular canal in mandibular ramus

7

【1】下颌管经下颌诸牙牙槽窝下方，发出小管到每个牙槽窝内，使下牙槽神经、血管通过小管进入根尖孔至牙髓腔。

【2】下颌管与下颌磨牙牙根比较近，特别是第三磨牙根尖。拔牙时应注意避免损伤管内的神经、血管。

【3】根尖与下颌管的毗邻关系有三种类型。第一，最常见的下颌管与下颌第三磨牙牙槽窝底相接触，而诸牙根与下颌管的距离逐渐增大。第三磨牙根尖与下颌管直接接触，拔除第三磨牙后的牙周膜炎症，是引起神经剧痛的原因之一。第二，当下颌体相当高，而只有中等长度的牙根时，下颌管与任何后牙均无密切关系；当下颌体低而有长牙根时，下颌管可与3个磨牙和2个前磨牙密切接触。第三，在儿童和大多数青年人常见型，下颌骨没有完全发育到一定高度，当下颌骨进一步发育时，下颌骨体随下颌牙槽突游离缘增长，因而牙与下颌管分离。

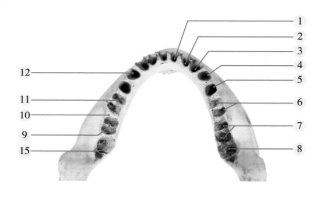

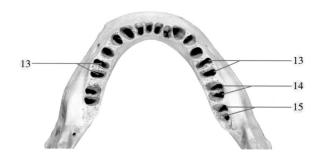

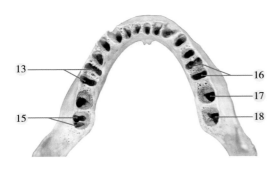
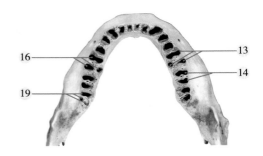

图 221 下颌骨牙槽窝的形态 Shape of alveolar sockets of mandible

1. 中切牙牙槽窝 Alveolar sockets of central incisor
2. 侧切牙牙槽窝 Alveolar sockets of lateral incisor
3. 尖牙牙槽窝 Alveolar sockets of canine
4. 第一前磨牙的牙槽窝 Alveolar sockets of 1st premolar
5. 第二前磨牙牙槽窝 Alveolar sockets of 2nd premolar
6. 第一磨牙双根的牙槽窝 Alveolar sockets of double roots of 1st molar
7. 第二磨牙双根的牙槽窝 Alveolar sockets of double roots of 2nd molar
8. 第三磨牙单根的牙槽窝 Alveolar sockets of single roots of 3rd molar
9. 牙根间隔 Interradicular septa
10. 牙槽间隔 Interdental septa
11. 牙槽窝 Alveolar sockets
12. 牙槽嵴 Alveolar ridge
13. 第一磨牙双根的牙槽窝 Alveolar sockets of double roots of 1st molar
14. 第二磨牙双根的牙槽窝 Alveolar sockets of double roots of 2nd molar
15. 第三磨牙双根的牙槽窝 Alveolar sockets of double roots of 3rd molar
16. 第一磨牙三根的牙槽窝 Alveolar sockets of three roots of 1st molar
17. 第二磨牙单根的牙槽窝 Alveolar sockets of single root of 2nd molar
18. 第三磨牙单根的牙槽窝 Alveolar sockets of single root of 3rd molar
19. 第三磨牙三根的牙槽窝 Alveolar sockets of three roots of 3rd molar

【1】下颌骨牙槽突：为下颌骨包绕牙根周围的凸起部分，又称牙槽骨。

【2】牙槽窝：为容纳牙根的部分，牙槽窝的形态、大小、数目和深度与容纳的牙根相似，个体差异很大，尖牙最深。下颌牙槽窝小于上颌牙槽窝。

【3】牙槽嵴：指牙槽窝的游离缘。

【4】牙槽间隔：指两牙之间的牙槽突。

【5】牙根间隔：指多根牙诸牙根之间的牙槽突。

【6】示下颌 1 号牙至第 8 号牙，各牙槽窝及牙根尖窝数量。

	1	2	3	4	5	6	7	8
A 右侧	1	1	1	1	1	2	2	1
左侧	1	1	1	1	1	2	2	2
B 右侧	1	1	1	1	1	2	2	2
左侧	1	1	1	1	1	2	2	

C 右侧	1	1	1	1	1	3	1	1
左侧	1	1	1	1	1	2	1	2
D 右侧	1	1	1	1	1	3	2	2
左侧	1	1	1	1	1	3	2	3

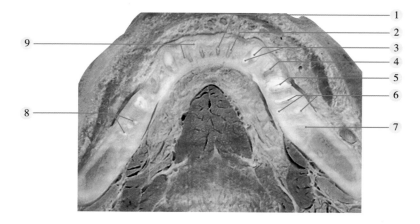

图 222 下颌骨牙槽突的横切面（经牙槽窝）Transverse section of alveolar process of mandible

1. 中切牙根 Root of central incisor
2. 侧切牙根 Root of lateral incisor
3. 尖牙根 Canine tooth root
4. 第一前磨牙根 1st premolar root
5. 第二前磨牙根 2nd premolar root
6. 第一磨牙根 1st molar root
7. 第二磨牙根 2nd molar root
8. 牙根间隔 Interradicular septa
9. 牙槽间隔 Interdental septa

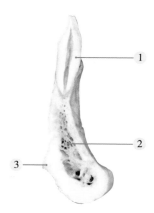

图 223 经下颌中切牙的唇舌向切面 Section of labial and tongue through central incisor of mandible（与图 244 共用图注）

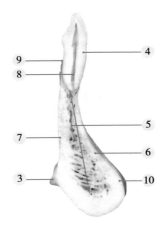

图 224　经下颌侧切牙的唇舌向切面 Section of labial and tongue through lateral incisor of mandible

1. 中切牙 Central incisor
2. 牙小管 Canaliculi dentales
3. 颏棘 Mental spine
4. 侧切牙 Lateral incisor
5. 切牙支小管 Canaliculus of incisors branch
6. 骨外板 Outer plate of bone
7. 骨内板 Internal plate of bone
8. 侧切牙根管 Root canal of lateral incisor
9. 牙槽嵴 Alveolar ridge
10. 颏隆凸 Mental protuberance

【1】下颌中切牙牙槽窝底至下颌骨下缘垂直距离为（26.19±5.64）mm。

【2】下颌侧切牙牙槽窝底至下颌骨下缘垂直距离为（23.95±6.08）mm。

【3】牙槽突是由两个骨密质板，即骨外板和骨内板，以及两者间的骨松质构成。两骨板藉牙槽间隔相连（磨牙区有牙根间隔相连），构成容纳牙根的牙槽窝。

【4】下颌切牙区和尖牙区的牙槽突骨外板和骨内板都较薄。在下颌骨前部的切牙区内，由于唇舌径小，故其固有牙槽骨的全长或大部分与牙槽突骨内板及骨外板相融合（没有骨松质），只在个别情况下，在牙槽窝尖部的舌侧有一点骨松质。在切牙区牙槽窝尖部的下方可见一由外向中线横向的前牙管，内穿行下牙槽血管和神经的切牙支分布到前牙。临床上前牙种植时，易损伤切牙支引起出血。

【5】下颌切牙的根尖位于下颌舌骨肌线以上。当切牙根感染扩散，常常是在下颌舌骨肌上方的舌下间隙。

7

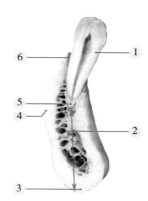

图 225 经下颌尖牙的唇舌向切面 Section of labial and tongue through canine tooth of mandible（与图 226 共用图注）

【1】下颌尖牙牙槽窝底至下颌骨下缘垂直距离为（20.58±5.28）mm。

【2】下颌尖牙区的牙槽突骨外板和骨内板同切牙区类似，较薄。牙槽骨与牙槽突骨内板及骨外板融合，仅有极少数在窝底尖部有一点骨松质。

【3】下颌尖牙的根尖位于下颌舌骨肌线以上。

【4】下颌尖牙和切牙的根尖位于切牙支小管的内侧，此管是下颌管向前的延续。

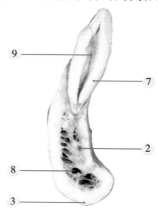

图 226 经下颌第一前磨牙的颊舌向切面 Section of cheek and tongue through 1st premolar of mandible

1. 尖牙 Canine tooth
2. 牙小管 Canaliculi dentales
3. 下颌骨下缘 Inferior border of mandible
4. 下颌舌骨肌线 Mylohyoid line
5. 尖牙根尖孔 Apical foramen of canine tooth
6. 牙槽嵴 Alveolar ridge
7. 第一前磨牙 1st premolar
8. 切牙支小管 Incisor branch canaliculus
9. 第一前磨牙髓腔 Pulp chamber of 1st premolar

【1】下颌第一前磨牙与下颌管上壁的距离，在标本上测量的数据为（8.36+2.34）mm；影像学测量的数据为（8.42+2.42）mm。

【2】下颌第一、第二前磨牙根在骨松质内的位置变化较大,大多数牙槽窝的位置不对称,位于骨内板和骨外板之间。牙根与牙槽突骨外板紧密相贴。

【3】下颌第一前磨牙的根尖位于下颌舌骨肌线以上。

【4】下颌第一前磨牙的根尖与颏管有密切关系。

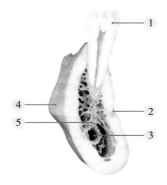

图 227　经下颌第二前磨牙的颊舌向切面 Section of cheek and tongue through 2nd premolar of mandible(与图 228 共用图注)

【1】下颌第二前磨牙与下颌管上壁的距离,在标本上测量的数据为(7.36 ± 2.21)mm;影像学测量的数据为(7.52 ± 2.18)mm。

【2】下颌第二前磨牙的根尖与下颌管有密切关系,当下颌骨体低而有长根时,下颌管可与第二前磨牙密切接触。

【3】下颌第二前磨牙的根尖在下颌舌骨肌线上或线下均有出现。

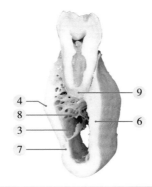

图 228　经下颌第一磨牙的颊舌向切面 Section of cheek and tongue through 1st molar of mandible

1. 第二前磨牙 2nd premolar
2. 颏孔 Mental foramen
3. 下颌管 Mandibular canal
4. 下颌舌骨肌线(内斜线)Mylohyoid line (internal oblique line)
5. 牙小管 Canaliculi dentales
6. 骨外板 Outer plate of bone
7. 骨内板 Internal plate of bone
8. 下颌管上壁 Superior wall of mandibular canal
9. 第一磨牙根尖 Root tip of 1st molar

7

【1】下颌第一磨牙与下颌管上壁的距离,在标本上测量的数据为(3.22 ± 1.40)mm;影像学测量的数据为(3.36 ± 1.85)mm。

【2】下颌第一磨牙根多与牙槽突骨外板紧密相贴,而第二、三磨牙常出现相反情况,骨内板厚于骨外板。因骨外板外面的斜线向前渐渐消失,骨外板与牙槽窝间的骨松质也渐渐变薄。

【3】根尖位于下颌舌骨肌线上或线下。

【4】下颌第一磨牙根尖与下颌管之间的距离大于第二、第三磨牙的距离。

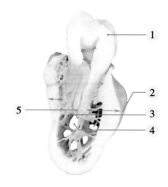

图 229　经下颌第二磨牙的颊舌向切面 Section of cheek and tongue through 2nd molar of mandible(与图 230 共用图注)

【1】下颌第二磨牙与下颌管上壁的距离,在标本上测量的数据为(2.96 ± 1.54)mm;影像学测量的数据为(2.84 ± 1.55)mm。

【2】下颌第二、第三磨牙牙槽突骨外板外面有来自下颌支的斜线,因而牙槽窝与骨外板之间有很厚的松质层,所以与第一磨牙出现的情况相反。骨外板外表面至根尖的距离明显厚于骨内板内表面至根尖的距离。临床上第二磨牙炎症时,常穿破下颌骨牙槽突的骨内板,感染可扩散至舌下间隙。

【3】下颌骨内侧面的下颌舌骨肌线可位于或高于第二磨牙牙槽窝底平面的上方或下方。

【4】通常下颌第二磨牙根尖与下颌管之间的距离大于第三磨牙的距离,小于第一磨牙的距离。此例标本第二磨牙根尖与下颌管之间的距离小于第一和第三磨牙的距离。

7

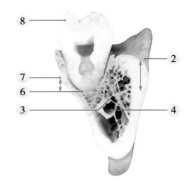

图 230 经下颌第三磨牙的颊舌向切面 Section of cheek and tongue through 3rd molar of mandible

1. 第二磨牙 2nd molar
2. 外斜线（斜线）External oblique line
3. 下颌管上壁 Superior wall of mandibular canal
4. 下颌管 Mandibular canal
5. 第二磨牙根尖孔 Apical foramen of 2nd molar
6. 第三磨牙根尖 Root tip of 3rd molar
7. 下颌舌骨肌线 Mylohyoid line
8. 第三磨牙 3rd molar

【1】下颌第三磨牙与下颌管上壁的距离,在标本上测量的数据为 (3.64 ± 1.72) mm;影像学测量的数据为 (3.88 ± 1.76) mm。

【2】下颌第三磨牙常出现阻生,故使牙根与下颌管有更为密切、更为复杂的关系。

【3】下颌第三磨牙根尖可位于下颌舌骨肌线以下占 50% 以上。所以当第三磨牙脓肿溃破时,大部分开口不会出现在口腔内,而是在口底下方的颌下间隙内。

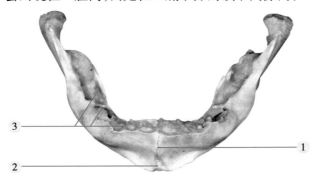

图 231 乳牙胚 Deciduous dental germ

1. 颏联合 Symphysis mentalis
2. 颏小骨 Mental ossicles
3. 乳牙胚 Deciduous dental germ

【1】胚胎 2 个月乳牙胚既已发生,5~6 个月钙化。新生儿时期上、下颌骨内已有 20 个乳牙胚。

【2】出生后半岁左右,乳牙开始萌出,约 2.5 岁出齐。

【3】萌出顺序是：上颌Ⅰ-Ⅱ-Ⅳ-Ⅲ-Ⅴ；下颌乳牙萌出稍早于上颌乳牙。

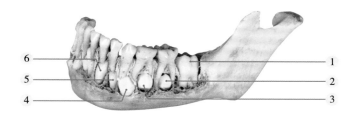

图 232　下颌乳牙与恒牙胚（外侧面观）Deciduous teeth and permanent dental germ of mandible.Lateral view

1. 第一恒磨牙 1st permanent molar
2. 第二前恒磨牙胚 Permanent dental germ of 2nd premolar
3. 第一前恒磨牙胚 Permanent dental germ of 1st premolar
4. 恒尖牙胚 Permanent dental germ of canine tooth
5. 恒侧切牙胚 Permanent dental germ of lateral incisor
6. 恒中切牙胚 Permanent dental germ of central incisor

【1】儿童6岁左右萌出第一恒磨牙。6~13岁乳牙逐渐为恒牙所替换，此段时间为替牙殆期。12~13岁以后为恒牙殆期。

【2】恒牙萌出顺序是：上颌6-1-2-4-3-5-7（或6-1-2-4-5-3-7）。
　　　　　　　　下颌6-1-2-3-4-5-7（或6-1-2-4-3-5-7）。
　　　　　　　　第三磨牙20岁左右萌出。

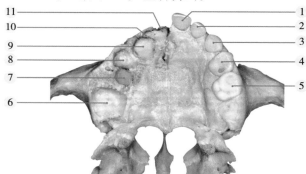

图 233　上颌乳牙与恒牙胚（殆面观）Deciduous teeth and permanent dental germ of maxilla. Occlusion view

1. 乳中切牙 Deciduous central incisor
2. 乳侧切牙 Deciduous lateral incisor
3. 乳尖牙 Canine deciduous tooth
4. 第一乳磨牙 1st deciduous molar
5. 第二乳磨牙 2nd deciduous molar
6. 第一恒磨牙胚 Permanent dental germ of 1st molar
7. 第二前恒磨牙胚 Permanent dental germ of 2nd premolar
8. 第一前恒磨牙胚 Permanent dental germ of 1st premolar
9. 恒尖牙胚 Permanent dental germ of canine tooth
10. 恒侧切牙胚 Permanent dental germ of lateral incisor
11. 恒中切牙胚 Permanent dental germ of central incisor

7

【1】第一磨牙在胚胎 4 个月就已发生牙胚,是恒牙中最早发生牙胚的,新生儿已钙化。

【2】切牙、尖牙在胚胎 5~6 个月发生牙胚,出生 3~4 个月钙化。

【3】前磨牙在胚胎 10 个月发生牙胚,出生 16~18 个月第一前磨牙牙胚钙化,20~24 个月第二前磨牙牙胚钙化。

【4】5 岁以前尖牙、第二磨牙牙胚发生钙化,第三磨牙牙胚发生。

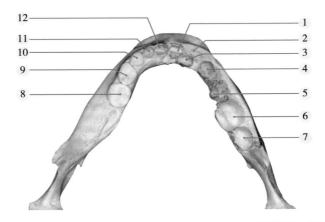

图 234　下颌乳牙与恒牙胚(𬌗面观)Deciduous teeth and permanent dental germ of mandible. Occlusion view

1. 恒中切牙胚 Permanent dental germ of central incisor
2. 恒尖牙胚 Permanent dental germ of canine tooth
3. 恒侧切牙胚 Permanent dental germ of lateral incisor
4. 第一前恒磨牙胚 Permanent dental germ of 1st premolar
5. 第二前恒磨牙胚 Permanent dental germ of 2nd premolar
6. 第一恒磨牙胚 Permanent dental germ of 1st molar
7. 第二恒磨牙胚 Permanent dental germ of 2nd molar
8. 第二乳磨牙 2nd deciduous molar
9. 第一乳磨牙 1st deciduous molar
10. 乳尖牙 Canine deciduous tooth
11. 乳侧切牙 Deciduous lateral incisor
12. 乳中切牙 Deciduous central incisor

7

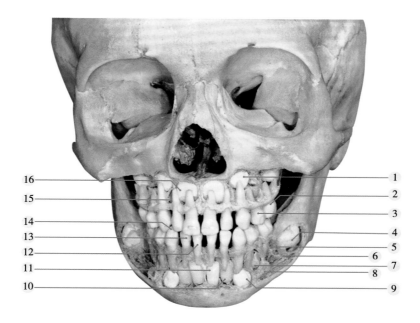

图235 乳牙与恒牙胚（前面观）Deciduous teeth and permanent dental germ.Anterior view

1. 上颌恒尖牙胚 Permanent dental germ of canine tooth of maxilla
2. 第二乳磨牙 2nd deciduous molar
3. 第一乳磨牙 1st deciduous molar
4. 第一恒磨牙胚 Permanent dental germ of 1st molar
5. 第二前恒磨牙胚 Permanent dental germ of 2nd premolar
6. 下颌管 Mandibular canal
7. 第一前恒磨牙胚 Permanent dental germ of 1st premolar
8. 颏孔 Mental foramen
9. 恒尖牙胚 Permanent dental germ of canine tooth
10. 恒侧切牙胚 Permanent dental germ of lateral incisor
11. 恒中切牙胚 Permanent dental germ of central incisor
12. 乳中切牙 Deciduous central incisor
13. 乳侧切牙 Deciduous lateral incisor
14. 乳尖牙 Canine deciduous tooth
15. 上颌恒侧切牙胚 Permanent dental germ of lateral incisor of maxilla
16. 上颌恒中切牙胚 Permanent dental germ of central incisor of maxilla

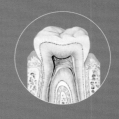

第八章
口腔颌面部局解

Topography of oral cavity and maxillofacial region

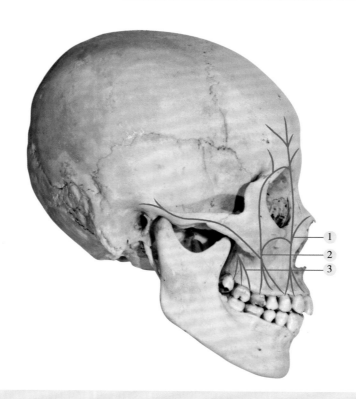

图 236 颌面骨支架结构 Supporting structures of maxillofacial bone

1. 尖牙支柱 Support of canines
2. 颧突支柱 Support of zygomatic process
3. 翼突支柱 Support of pterygoid process

【1】支柱：上颌骨在承受咀嚼压力明显的部位，骨小梁延力的方向集中增厚形成的一个结构，称支柱，可将咀嚼压力传导至颅底。

【2】尖牙支柱：又称鼻额支柱。主要承受尖牙的咀嚼压力。支柱起于上颌尖牙区的牙槽突，接受来自切牙和尖牙的应力，上行经框内缘至额骨。

【3】颧突支柱：是承受第一磨牙区的咀嚼压力，起于上颌第一磨牙区的牙槽突，沿颧牙槽嵴上行达颧骨的后方分为两支，一支经眶外缘至额骨，另一支向外后经颧弓至颅底。

【4】翼突支柱：是承受磨牙区的咀嚼压力，由蝶骨翼突与上颌骨牙槽突的后端连接而构成。

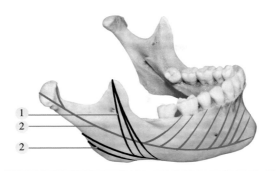

图 237 下颌骨的牙力轨道和肌力轨道 Dental force track and muscle track of mandibular

1. 肌力轨道 Muscle force orbit   2. 牙力轨道 Tooth force orbit

【1】肌力轨道：咀嚼肌收缩产生的力，直接作用于下颌骨，逐渐形成肌力轨道，此轨道一部分位于下颌角；另一部分从冠突延至下颌体，在下颌体前部，两侧下颌骨内的骨小梁彼此交错几乎呈直角，从一侧下缘到对侧的牙槽突，以增加抗力。

【2】牙力轨道：下颌骨内部的骨松质，于牙槽窝底部有规律地斜向后上方排列，通过下颌支到达下颌骨髁突，形成牙力轨道，咀嚼力经此轨道传至颅底。

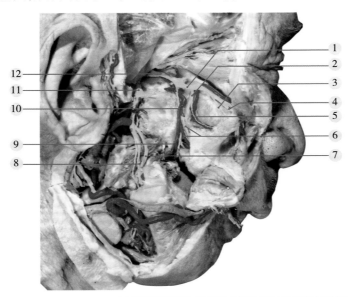

图 238 上、下牙槽血管和神经 Vascular and nerve of superior and inferior alveolar

1. 眶下神经 Infraorbital n.
2. 上牙槽后神经 Posterior superior alveolar n.
3. 上牙槽中神经 Middle superior alveolar n.
4. 上牙槽前神经 Anterior superior alveolar n.
5. 上颌窦黏膜 Mucous membrane of maxillary sinus
6. 腭大动脉、神经 Greater palatine a.and n.
7. 舌神经 Lingual n.
8. 下牙槽神经 Inferior alveolar n.
9. 腭小动脉 Lesser palatine a.
10. 腭降动脉 Descending palatine a.
11. 下颌神经 Mandibular n.
12. 上颌神经 Maxillary n.

8

【1】上颌牙和牙龈的血供：至上颌诸牙的主要动脉与牙的主要神经同名并与之伴行。上牙槽后动脉起自上颌动脉，紧贴上颌结节浅面骨外膜盘曲下行的一支大血管，发出 1~2 支与上牙槽后神经伴行进入上颌牙槽孔，牙槽孔为牙槽的开口，供磨牙及前磨牙。此动脉末支分布牙龈颊黏膜和上颌窦。

【2】牙槽前动脉：为眶下动脉的一个分支，伴行上牙槽前神经，行于上颌窦的前壁，分布前牙并与上牙槽后动脉吻合。上牙槽中动脉常介于上牙槽前后动脉之间，于上牙槽中神经伴行。

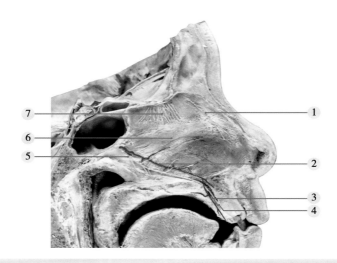

图 239 鼻腭神经和动脉 Nasopalatine nerves and artery

1. 筛前神经鼻内侧支 Medial nasal branches of anterior eithmoidal n.
2. 鼻中隔后支 Posterior septal branches
3. 鼻腭动脉 Nasopalatine a.
4. 鼻腭神经切牙腭侧牙龈支 Gingival branches

of nasopalatine n.（side palate of incisor）
5. 鼻腭神经 Nasopalatine n.
6. 鼻中隔 Nasal septum
7. 嗅神经 Optic n.

【1】筛前神经鼻内侧支：筛前神经由眼神经的鼻睫神经分出的，穿眶颅管入颅前窝，然后至鸡冠附近穿筛板小裂孔下降鼻腔，分为两支，即鼻内支和鼻外支。其中鼻内支又分为鼻外侧支和鼻内侧支，后者向前下方走行，分布于鼻中隔前上部。

【2】鼻腭神经：来自翼腭神经节的鼻后支中的最大一支，沿犁骨下面的小沟向前下方行，经骨膜与黏膜之间达切牙管，途中发支分布于鼻中隔的黏膜终支经切牙孔至口腔，分布于前牙腭侧的牙龈。鼻中隔上部由嗅神经支配。

【3】鼻中隔动脉：由眼动脉的筛前后动脉分布于鼻中隔后部；蝶腭动脉经蝶腭孔入鼻腔，发出鼻中隔后支，分布于鼻中隔后下部；腭大动脉经切牙管由口腔至鼻腔下部；面动脉中隔支分布于鼻中隔部皮肤。

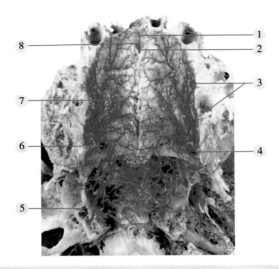

腭大动脉的分支 Branches of greater palatine artery

1. 鼻腭动脉 Nasopalatine a.
2. 切牙孔 Incisive foramina
3. 腭侧牙龈支 Gingival branches of palatum side
4. 腭大动脉 Greater palatine a.
5. 腭升动脉的腭支 Palatine branch of ascending palatine a.
6. 腭大孔 Greater palatine foramen
7. 硬腭黏膜支 Palatine mucosa branches
8. 鼻中隔后支的下支吻合支 Ramus anastomoticus of inferior branches of posterior septal branches

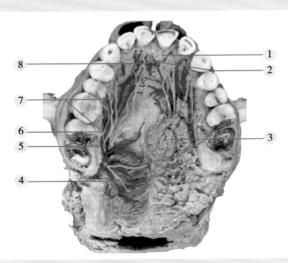

腭部血管、神经 Blood vessels and nerves of palatine part

1. 牙龈支（切牙腭侧）Gingival branches of palatum side of incisor
2. 鼻腭神经 Nasopalatine n.
3. 腭腺 Palatine gland
4. 腭小神经、动脉 Lesser palatine n.and a.
5. 腭大神经 Greater palatine n.
6. 腭大动脉 Greater palatine a.
7. 腭侧牙龈支 Gingival branches of palatum side
8. 鼻腭支 Nasopalatinus branch

【1】腭部的血供主要来自腭大动脉，它从腭大孔穿出并弯向前方与其内侧的腭大神经伴行，此动脉终支穿过切牙管进入鼻腔，分布于鼻中隔前下方。

【2】软腭部的血供主要来自腭小动脉、面动脉的腭升动脉和咽升动脉的腭支。

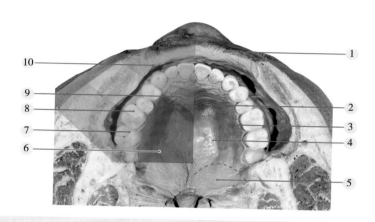

图 242　上颌神经在口腔的分布 Distribution in oral cavity of maxillary nerve

1. 上唇 Upper lip
2. 硬腭脂肪区 Fat area of hard palate
3. 牙龈 Gum
4. 硬腭腺区 Glandular area of hard palate
5. 软腭 Soft palate
6. 腭大神经 Greater palatine n.
7. 上牙槽后神经 Posterior superior alveolar n.
8. 上牙槽中神经 Middle superior alveolar n.
9. 鼻腭神经 Nasopalatine n.
10. 上牙槽前神经 Anterior superior alveolar n.

【1】上牙槽后神经：支配 7、8 号牙根及 6 号牙的舌根及远中颊根、牙周膜、牙槽骨、颊侧牙龈和对侧的颊黏膜。

【2】上牙槽中神经：支配 4、5 及 6 号牙近中颊根、牙周膜、牙槽骨、颊侧牙龈和上颌窦黏膜。出现率 67.5%，缺如时，由上牙槽前、后神经代替。

【3】上牙槽前神经：支配 1、2、3 牙齿、牙周膜、牙槽骨、唇侧牙龈和上颌窦黏膜。

【4】腭大神经：支配 3、4、5、6、7、8 牙齿的腭侧牙龈和硬腭黏骨膜。

【5】鼻腭神经：支配 1、2、3 牙齿的腭侧黏骨膜及牙龈和上颌中切牙。

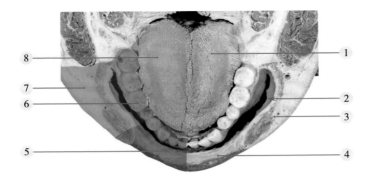

图 243　下颌神经在口腔的分布 Distribution in oral cavity of mandibular nerve

1. 舌背 Dorsum of tongue
2. 口腔前庭 Oral vestibule
3. 颊 Cheek
4. 下唇 Lower lip
5. 颏神经 Mental n.
6. 下牙槽神经 Inferior alveolar n.
7. 颊神经 Buccal n.
8. 舌神经 Lingual n.

【1】颏神经：支配下颌 1、2、3、4 唇、颊侧牙龈、下唇黏膜、皮肤及颏部皮肤。

【2】下牙槽神经：支配 1、2、3、4、5、6、7、8 牙及其牙周膜、牙槽骨。

【3】舌神经：支配 1、2、3、4、5、6、7、8 牙的舌侧牙龈、口底及舌前 2/3 的黏膜和舌下腺。

【4】颊神经：支配 5、6、7、8 牙的颊侧牙龈、颊部的皮肤和黏膜。

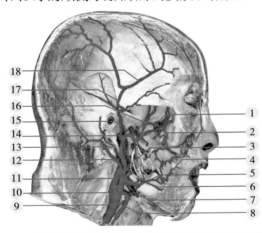

图 244　上颌动脉的分支（1）Branches of maxillary artery（1）

1. 蝶腭动脉 Sphenopalatine a.
2. 上牙槽后动脉 Posterior superior alveolar a.
3. 下牙槽动脉 Inferior alveolar a.
4. 上唇动脉 Superior labial a.
5. 面动脉 Facial a.
6. 下唇动脉 Inferior labial a.
7. 舌动脉 Lingual a.
8. 甲状腺上动脉 Superior thyroid a.
9. 颈总动脉 Common carotid a.
10. 颈外动脉 External carotid a.
11. 颈内动脉 Internal carotid a.
12. 枕动脉 Occipital a.
13. 耳后动脉 Posterior auricular a.
14. 上颌动脉 Maxillary a.
15. 脑膜中动脉 Middle meningeal a.
16. 颞浅动脉 Superficial temporal a.
17. 颞深后动脉 Posterior deep temporal a.
18. 颞浅动脉额支 Frontal branch of superficial temporal a.

8

211

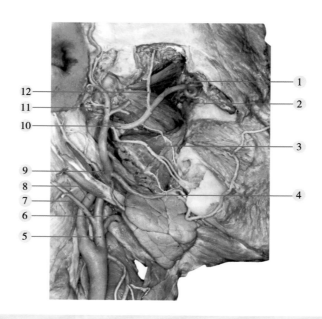

图 245 上颌动脉的分支(2) Branches of maxillary artery(2)

1. 蝶腭动脉 Sphenopalatine a.
2. 上牙槽后动脉 Posterior superior alveolar a.
3. 下牙槽动脉 Inferior alveolar a.
4. 面动脉 Facial a.
5. 颈外动脉 External carotid a.
6. 舌动脉 Lingual a.
7. 枕动脉 Occipital a.
8. 颈内动脉 Internal carotid a.
9. 下颌下腺动脉 Submandibular a.
10. 上颌动脉 Maxillary a.
11. 颞浅动脉 Superficial temporal a.
12. 颞深后动脉 Posterior deep temporal a.

　　上颌动脉是颈外动脉在颧弓下方约 29mm 处分出的两个终支之一,经下颌颈后方穿行于面侧深部。上颌动脉起点定位一是从上颌动脉起点到下颌角的距离,一般为 28~51mm,平均为 37mm;另一是从耳屏间切迹至口角连线,90% 的上颌动脉起点在线上,距耳屏间切迹的平均距离为 16mm。

　　上颌动脉依据毗邻关系全程可分为三段。第一段(下颌部),位于下颌支内侧面的一段,此段常有 4 个分支。第二段(翼肌部)位于翼外肌的浅面(少数在深面)的一段,此段发出分支主要分布于咀嚼肌和颞下颌关节表面。第三段(翼腭部)从翼外肌两头之间至翼腭窝。此段分支主要有上牙槽后动脉、眶下动脉和蝶腭动脉。

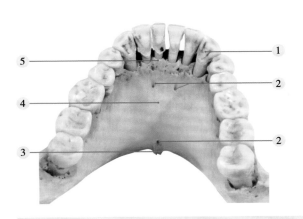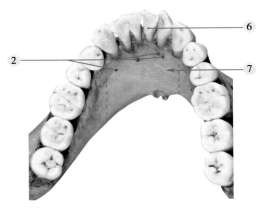

下颌骨前牙区的骨滋养孔 Nutrient foramen of anterior teeth area of mendible

1. 尖牙 Canine tooth
2. 骨滋养孔 Nutrient forament of bony
3. 颏棘 Mental spine
4. 舌侧面 Lingual surface
5. 牙槽嵴 Alveolar ridge
6. 中切牙 Central incisor
7. 前牙区 Anterior teeth area

　　骨滋养孔是营养骨的血管神经的通道之一,分布范围较广,孔隙较小。下颌骨前牙区舌侧面的骨滋养孔分布在颏棘与下颌骨牙槽突舌侧面的牙槽嵴之间,可见多个大小不等、排列不规、数量不定的小孔,该孔为下颌骨前牙区舌侧面骨滋养管的外口。骨滋养管穿过下颌骨骨内板至骨松质。骨滋养血管、神经经此孔进入下颌骨,分布到中切牙、侧切牙和尖牙根部的骨组织。

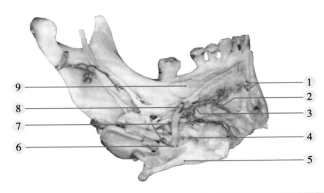

下颌骨前牙区的骨滋养动脉(舌下动脉分支)Nutrient arteries of anterior teeth area of mendible.Sublingual artery branches

1. 骨滋养动脉 Nutrient artery of bony
2. 颏下动脉吻合支 Anastomotic branch of submental a.
3. 舌下动脉 Sublingual a.
4. 舌骨上支 Suprahyoid branch
5. 舌骨 Hyoid bone
6. 舌动脉 Lingual a.
7. 舌背动脉 Dorsal lingual a.
8. 舌深动脉 Deep lingual a.
9. 舌下腺 Sublingual gland

8

【1】舌下动脉是舌动脉两终支之一,是舌动脉在舌骨舌肌前缘处从深面穿出,于口底行走在舌下腺内侧、颏舌肌的外侧,于两者之间的舌下间隙前行,沿途分支至舌下腺、舌肌、下颌舌骨肌、口底黏膜、舌侧牙龈,终末分支至下颌骨前牙区舌侧面的骨滋养孔、骨滋养管分布下颌颏部的骨组织。下颌骨前牙区舌侧面的骨滋养动脉主要来自舌下动脉。

【2】近年来,临床上在行下颌前牙种植时,由于前牙区的牙槽突骨内、外板较薄,唇舌径小,缺少骨松质,空间窄小,在安装种植体的过程时,常常易伤及穿行下颌骨骨内板滋养管内的骨滋养动脉,轻者引起出血,重者出现舌下间隙、咽旁间隙和咽后间隙血肿,甚至可引发呼吸窒息。

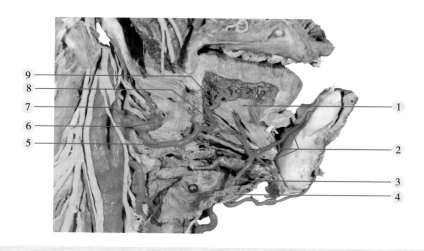

图 248 下颌骨前牙区舌侧面的骨滋养动脉(颏下动脉分支)Nutrient arteries of anterior teeth area of mendible.Submental artery branches

1. 颏舌肌 Genioglossus
2. 骨滋养动脉 Nutrient arterior of bony
3. 颏下动脉 Submental a.
4. 下颌舌骨肌 Mylohyoid
5. 舌动脉 Lingual a.
6. 面动脉 Facial a.
7. 舌面干 Linguofacial trunk
8. 舌下动脉吻合支 Anastomotic branch of sublingual a.
9. 舌深动脉 Deep lingual a.

本例为舌动脉和面动脉共干,出现率为 14%。舌动脉主干直接延续为舌深动脉,舌下动脉缺如,仅有一小的吻合支,出现率为 26%。在此情况下舌下动脉由面动脉的颏下动脉代偿舌下动脉,出现率为 76%。

粗大的颏下动脉吻合支(舌下动脉)穿过下颌舌骨肌,进入舌下间隙深面,由下行向前上方,分布在舌下腺与颏舌骨肌、颏舌肌之间,终末分支达下颌骨前牙区舌侧面的骨滋养孔,经此孔进入下颌骨。

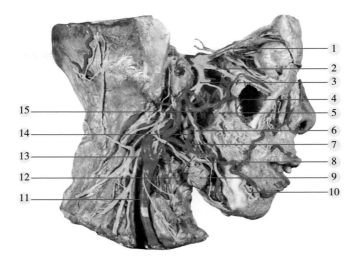

图 249 颈外动脉和脑神经的分支 Branches of external carotid artery and cranial nerves

1. 眼神经 Ophthalmic n.
2. 上颌神经 Maxillary n.
3. 下颌神经 Mandibular n.
4. 上牙槽后动脉 Posterior superior alveolar a.
5. 颊神经 Buccal n.
6. 下牙槽动脉、神经 Inferior alveolar a.and n.
7. 面动脉 Facial a.
8. 下颌下神经节 Submandibular ganglion
9. 下颌下腺 Submandibular gland
10. 颏神经 Mental n.
11. 颈总动脉 Common carotid a.
12. 舌神经 Lingual n.
13. 舌下神经 Hypoglossal n.
14. 腭升动脉 Ascending palatine a.
15. 上颌动脉 Maxillary a.

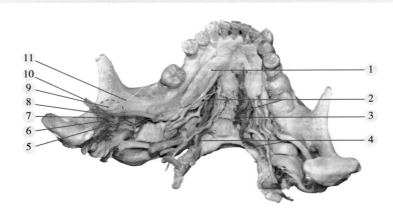

图 250 下颌隆凸周围结构 Structures around torus mandibularis

1. 舌下腺 Sublingual gland
2. 舌下动脉 Sublingual a.
3. 舌深动脉 Deep lingual a.
4. 舌动脉 Lingual a.
5. 下牙槽动脉 Inferior alveolar a.
6. 下颌舌骨肌神经 Mylohyoid n.
7. 下牙槽神经 Inferior alveolar n.
8. 舌神经 Lingual n.
9. 下颌隆凸 Torus mandibularis
10. 下颌神经 Mandibular n.
11. 颊神经 Buccal n.

8

【1】下颌隆凸：是由冠突和髁突分别向后下方和前下方汇合而成的骨嵴。

【2】在下颌隆凸区的前上方，由前向后有颊神经、舌神经、下牙槽神经、下颌舌骨肌神经和下牙槽动静脉一些结构通过。该处是临床上施下颌隆凸区的麻醉点。

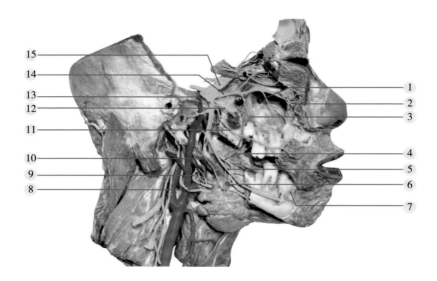

图 251 三叉神经的分支 Branches of trigeminal nerve

1. 上牙槽中神经 Middle superior alveolar n.
2. 上牙槽前神经 Anterior superior alveolar n.
3. 上牙槽后神经 Posterior superior alveolar n.
4. 舌神经 Lingual n.
5. 下牙槽神经 Inferior alveolar n.
6. 下颌下神经节 Submandibular ganglion
7. 颏神经 Mental n.
8. 舌下神经 Hypoglossal n.
9. 舌咽神经 Glossopharyngeal n.
10. 下颌舌骨肌神经 Mylohyoid n.
11. 颊神经 Buccal n.
12. 翼肌神经 Nervus pterygoideus
13. 下颌神经 Mandibular n.
14. 上颌神经 Maxillary n.
15. 眼神经 Ophthalmic n.

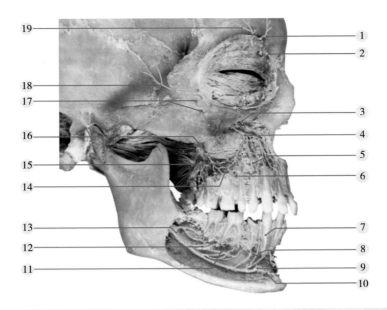

图 252　上、下牙槽神经 Superior and inferior alveolar nerves

1. 滑车上神经 Supratrochlear n.
2. 滑车下神经 Infratrochlear n.
3. 眶下神经 Infraorbital n.
4. 上牙槽前神经 Anterior superior alveolar n.
5. 上牙支 Superior dental branches
6. 上牙龈支 Superior gingival branches
7. 牙髓 Dental pulp
8. 下牙龈支 Inferior gingival branches
9. 颏神经 Mental n.
10. 切牙支 Incisor branch
11. 下牙丛 Inferior dental plexus
12. 下牙支 Inferior dental branches
13. 下牙槽神经 Inferior alveolar n.
14. 吻合支 Anastomotic branch
15. 上牙丛 Superior dental plexus
16. 上牙槽后神经 Posterior superior alveolar n.
17. 颧面支 Zygomaticofacial branch
18. 颧颞支 Zygomaticotemporal branch
19. 眶上神经 Supraorbital n.

【1】上牙槽后神经：上颌神经翼腭窝段分支，翼上颌裂出翼腭窝进入颞下窝，行于上颌结节后部，进入上颌后牙槽孔。

【2】上牙槽中神经：上颌神经入眶下裂进入眶下管后称为眶下神经。上牙槽中神经于眶下管后段发出，走在上颌窦前壁骨质内。出现率为67.5%。

【3】上牙槽前神经：于眶下管中段由眶下神经发出，经上颌窦前壁的牙槽管下行至前牙区。

【4】三支上牙槽神经在上颌骨牙槽突基底部互相吻合形成上牙神经丛，由丛发出分支至上颌牙、牙龈及牙周膜。当上牙槽中神经缺如时，该分布区域由前、后两神经代偿。

【5】下牙槽神经：下颌神经后干发出，经蝶下颌韧带与下颌支之间与下牙槽动静脉伴行，经下颌孔入下颌管，在前磨牙的下方分为两个终支，一支为颏神经，行向后、上、外方，经颏管出颏孔；另一支在下颌管内继续前行至下颌切牙，称为切牙支。

【6】下颌管内的下牙槽血管位于下牙槽神经上方。下颌磨牙的远中根至下颌管的距离均较近中根近。

8